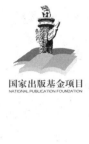

国家出版基金项目
NATIONAL PUBLICATION FOUNDATION

「十三五」国家重点图书出版规划项目

中医古籍名家点评丛书

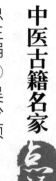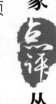

总主编 ◎ 吴少祯

寿亲养老新书

宋·陈　直◎撰

元·邹　铉◎编次

蒋力生　叶明花◎点评

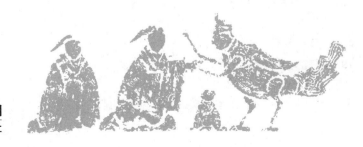

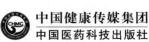
中国健康传媒集团
中国医药科技出版社

图书在版编目（CIP）数据

寿亲养老新书／（宋）陈直撰；（元）邹铉编次；蒋力生，叶明花点评 . —北京：中国医药科技出版社，2021.5

（中医古籍名家点评丛书）

ISBN 978 - 7 - 5214 - 2384 - 6

Ⅰ . ①寿… 　Ⅱ . ①陈… ②邹… ③蒋… ④叶… 　Ⅲ . ①老年人 - 养生（中医）

Ⅳ . ①R161.7

中国版本图书馆 CIP 数据核字（2021）第 060519 号

美术编辑　陈君杞
版式设计　南博文化

出版　**中国健康传媒集团**｜**中国医药科技出版社**
地址　北京市海淀区文慧园北路甲 22 号
邮编　100082
电话　发行：010 - 62227427　邮购：010 - 62236938
网址　www.cmstp.com
规格　710 × 1000mm $\frac{1}{16}$
印张　15 $\frac{1}{4}$
字数　210 千字
版次　2021 年 5 月第 1 版
印次　2021 年 5 月第 1 次印刷
印刷　三河市万龙印装有限公司
经销　全国各地新华书店
书号　ISBN 978 - 7 - 5214 - 2384 - 6
定价　**39.00 元**

获取新书信息、投稿、为图书纠错，请扫码联系我们。

出版者的话

　　中医药是中国优秀传统文化的重要组成部分之一。中医药古籍中蕴藏着历代名家的思维智慧与实践经验。温故而知新，熟读精研中医古籍是当代中医继承、创新的基石。新中国成立以来，中医界对古籍整理工作十分重视，因此在经典、重点中医古籍的校勘注释，常用、实用中医古籍的遴选、整理等方面，成果斐然。这些工作在帮助读者精选版本、校准文字、读懂原文方面发挥了良好的作用。

　　习总书记指示，要"切实把中医药这一祖先留给我们的宝贵财富继承好、发展好、利用好"，从而对弘扬中医药学、更进一步继承利用好中医药古籍提出了更高的要求。为此我们策划组织了《中医古籍名家点评丛书》，试图在前人整理工作的基础上，通过名家点评的方式，更进一步凸显中医古代要籍的学术精华，为现代中医药的发展提供借鉴。

　　本丛书遴选历代名医名著百余种，分批出版。所收医药书多为传世、实用，且在校勘整理方面已比较成熟的中医古籍。其中包括常用经典著作、历代各科名著，以及古今临证、案头常备的中医读物。本丛书致力于将现有相关的最新研究成果集于一体，使之具备版本精良、校勘细致、内容实用、点评精深的特点。

参与点评的学者，多为对所点评古籍研究有素的专家。他们学验俱丰，或精于临床，或文献功底深厚，均熟谙该古籍所涉学术领域的整体状况，又对其书内容精要揣摩日久，多有心得。本丛书的"点评"，并非单一的内容提要、词语注释、串讲阐发，而是抓住书中的主旨精论、蕴含深义、疑惑谬误之处，予以点拨评议，或考证比勘，溯源寻流。由于点评学者各有专擅，因此点评的形式风格也或有不同。但其共同之点是有益于读者掌握、鉴识所论医籍或名家的学术精华，领会临床运用关键点，解疑破惑，举一反三，启迪后人，不断创新。

我们对中医药古籍点评工作还在不断探索之中，本丛书可能会有诸多不足之处，亟盼中医各科专家及广大读者给予批评指正。

中国医药科技出版社

2017年8月

余序

　　作为毕生研读整理、编纂古今中医临床文献的一员，前不久，我有幸看到张同君编审和全国诸多相关教授专家们合作编撰《中医古籍名家点评丛书》的部分样稿。感到他们在总体设计、精选医籍、订正校注，特别是名家点评等方面卓有建树，并能将这些名著和近现代相关研究成果予以提示说明，使古籍的整理探索深研，呈现了崭新的面貌。我认为这部丛书不但能让读者系统、全面地传承优秀文化，而且有利于加强对丛书所选名著学验主旨的认识。

　　在我国优秀、靓丽的文化中，岐黄医学的软实力十分强劲。特别是名著中的学术经验，是体现"医道"最关键的文字表述。

　　《礼记·中庸》说："道也者，不可须臾离也。"清代徽州名儒程瑶田说："文存则道存，道存则教存。"这部丛书在很大程度上，使医道和医教获得较为集中的"文存"。丛书的多位编集者在精选名著的基础上，着重"点评"，让读者认识到中医药学是我国优秀传统文化中的瑰宝，有利于读者在系统、全面的传承中，予以创新、发展。

　　清代名医程芝田在《医约》中曾说："百艺之中，惟医最难。"特别是在一万多种古籍中选取精品，有一定难度。但清代造诣精深的名医尤在泾在《医学读书记》中告诫读者说："盖未有不师古而有济于今者，亦未有言之无文而能行之远者。"这套丛书的"师古济今"十分昭著。中国医药科技出版社重视此编的刊行，使读者如获宝璐，今将上述感言以为序。

中国中医科学院

余瀛鳌

2017年8月

目录 | Contents

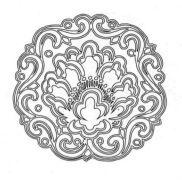

《寿亲养老新书》凡4卷，首卷为宋代陈直撰，本名《养老奉亲书》，或作《奉亲养老书》《寿亲养老书》；后3卷为元代邹铉续增；合刊后更为今名。此书为我国现存较早的老年养生保健及老年病防治专著，受到后世医家、养生家甚至学者大儒的广泛认可，被赞为"其言老人食治之方、医药之法、摄养之道，靡所不载"。此书内容亦被后世诸多养生著作，如《遵生八笺》等争相引用收录，并传播到朝鲜、日本等国家。

一、成书背景

　　《寿亲养老新书》卷一题作"养老奉亲书"，作者陈直，宋代人，生平不详，仅知曾为承奉郎，于宋神宗元丰年间（1078—1085）为泰州兴化（今江苏省兴化市）县令。

　　卷二至卷四为邹铉增补。邹铉，元代人，字冰壑，福建泰宁（今福建省泰宁县）人，生平不详，仅知其曾为总管，官中都。但据本书卷四及有关方志记载，邹铉出身于官宦世家。邹氏曾祖父邹应隆（1172—1244）《宋史》有传，作"邹应龙"，字景初，号南谷，南宋宁宗庆元二年（1196）进士，历官起居舍人，刑部、礼部尚书，签书枢密院事兼参知政事等职，立朝以刚直称，谥文靖。邹氏曾叔祖邹应博，邹应隆从弟，字朴庵，号黄庭山人，南宋宁宗开禧元年（1205）进士，历知婺州、苏州，提点江西刑狱。邹铉祖父辈为官的亦不少。邹应隆的儿子中，就有两个通过科举走上仕途的，一个是邹恕，嘉定元年（1208）进士，曾任朝奉郎；另一个是邹恭，曾官南剑州通判。邹应博的儿子邹思曾任汀州军事判官。到了邹铉，虽其出身不可考，但《泰宁县志》明确载其"官总管"，也是仕途中人。这样的官宦背景，自然奠定了邹家累世繁华的基础，以致邹铉能"楼居高明，剩有园池"，"湖山院落，云月为家"，"青山流水，竹色花香"。在这种优沃的生活条件下，追求养生长寿，自然也是情理之中的事。

邹铉之家也是一个长寿家族，据本书危序所言，邹家寿基世积，邹铉之高祖母江氏、高叔祖母上官氏，都"年高九十，备极荣养"。而邹铉自己也70多岁仍身体朗健，反应矫捷，被人称为"不老地行仙"。这种世代长寿，固然有子孙之养的功劳，但根本的因素在于老人懂得自养之道。为此，邹铉特别推崇陈直的《奉亲养老书》，不仅自号敬直老人，而且还在陈直原书的基础上，绅绎有年，增补扩充，厘为3卷，使其书更为完备，愈益精详。邹铉续书的根本目的无外是要将陈直《养老奉亲书》已经取验于邹家的养老之道推广普及，正如危彻孙序所言："盖是书验于公家久矣。兹复不私其验，绣诸梓而公之，且拳拳导夫人以自养之说。夫能知自养之养，而后能安享子孙之养。"当然，这也是邹铉仁爱济世的体现。

二、主要学术思想

《寿亲养老新书》是有关老年人日常保养和临床调护的系统性著作，"其言老人食治之方、医药之法、摄养之道，靡所不载"，内容十分丰富，特点也非常明显。但陈直为原著，邹铉为续编，二者的贡献又各自有别。

（一）陈直《养老奉亲书》

《寿亲养老新书》卷一为陈直所著《养老奉亲书》，自"饮食调治"

至"简妙老人备急方"，分列 15 篇，载录四时调摄、食治及备急药方等共 233 首。该书在较为系统地阐述老年人形证脉候及饮食起居、精神情志调摄原则的基础上，重点介绍了四时养老及食治老人诸疾的方法、经验。其学术思想特点主要表现在以下几个方面。

1. 重视老年身心特点

人到老年，生理、心理都会发生较大变化。生理上，"高年之人，真气耗散，五脏衰弱"；"凡人衰晚之年，心力倦怠，精神耗短，百事懒于施为，盖气血筋力之使然也"；"老人目暗耳聋，肾水衰而心火盛也"；"老人肾虚无力，夜多小溲"；"老人肠胃虚薄，不能消纳"；"老人骨肉疏冷，风寒易中"；"黄发之人，五脏气虚，精神耗竭，若稍失节宣，即动成危瘵"。总之，"衰老之人，不同年少，真气壮盛"，尤其是"上寿之人，血气已衰，精神减耗，危若风烛，百病易攻。至于视听不至聪明，手足举动不随，其身体劳倦，头目昏眩，风气不顺，宿疾时发，或秘或泄，或冷或热，此皆老人之常态也"。心理上，"眉寿之人，形气虽衰，心亦自壮。但不能随时人事，遂其所欲。虽居温给，亦常不足。故多咨煎背执，等闲喜怒，性气不定"；"老人孤僻，易于伤感，才觉孤寂，便生郁闷"；"老人衰倦，无所用心，若只令守家孤坐，自成滞闷"。

"高年之人，形羸气弱，理自当然"。老年人的生理、心理变化是生命进程的必然规律，而且这样的变化一定会通过形证脉候呈现出来。因此，对于老年调养，就是要基于老年人的生理、心理变化特点，密切注意形证脉候的不同表现，以采取相应措施。值得注意的是，陈直在论述老年人的形证脉候时提出了"虚阳"的概念。有一种"虚阳气盛"的老人，精神强健，饮食倍常，脸色红润，两手脉大，为长寿之征。但这种"虚阳"毕竟不是元阳、真阳，是老年人的虚弱有限之阳，易衰易耗而且经不起苦寒攻泄，易致虚阳气退，形气尫羸，脏腑衰弱，变生他疾。陈直的"虚阳"之见，丰富发展了老年体质的认知。

2．重视老年家庭奉养

古往今来，居家养老是老年人安养的主要方式，赡养老人也是中华民族的优秀传统。为人子者，孝敬父母，奉养长辈，为天理人伦所规定，是天经地义的事。扶持照顾高龄或失能老人，使其安度余生，既是子女的孝心所在，也是每个家庭应该承担的社会责任。

陈直从儒家孝道奉亲的观念出发，提出人要"以纯孝之心，竭力事亲，无终始不及之理"，要尽到关爱、赡养的责任。对于父母的身体状况、情绪变化、饮食多寡、疾病与否，陈直在书中反复强调："为人子者，得不慎之""为人子者，深宜体悉""为人子者，深宜察其寒温""但人子悉意深虑，过为之防"，都是子女孝养父母必须有的态度。

至于孝养的方法，陈直指出："若衣食丰备，子孙勤养，承顺慈亲，参行孝礼，能调其饮食，适其寒温，上合神灵，下契人理，此顺天之道也……奉亲之道，亦不在日用三牲，但能承顺父母颜色，尽其孝心，随其所有，此顺天之理也。其温厚之家，不可慢于老者，尽依养老之方，励力行之。其贫下阙乏之家，养老之法，虽有奉行之心，而无奉行之力者，但随家丰俭，竭力于亲，约礼设具，使老者知其馨力奉亲而止。"在陈直看来，无论是温厚之家，还是贫下阙乏之家，养老之法无外是随其丰俭，励力而行，使老人知其馨力侍奉而已。关键在于尽到孝心，量力而行。

3．重视老年精神调摄

陈直指出，人到老年性情脾气会发生变化，主要表现为不满、易怒和郁闷。不满往往是不服老的反应，"形气虽衰，心亦自壮"，"老骥伏枥，志在千里"，总想再干一番事业，"但不能随时人事，遂其所欲"，终不免患得患失，牢骚满腹，甚至"咨煎背执，等闲喜怒"，愤而不已。对此，作为子女只能"承奉颜色，随其所欲"，尽量满足老人的需求，并且注意劝导老人善于"放下"，知足常乐。孔子"三戒"之言"及其老也，血气既衰，戒之在得"，也不妨引作开导老人的法语。

至于郁闷，这是老人孤独、寂寞、伤感的必然结果。解除郁闷的方法，陈直提出了两点。一是要有人经常陪伴老人，或搀扶服侍，或说话聊天，不使老人孤坐独寝，让老人享受到家庭温暖和伦理之乐，以慰零落聊赖之情，安度晚年。二是根据老人的性气好嗜，寻求其喜爱之物供其把玩赏悦，以充实时日，排解忧愁。因此，陈直说："养老之法，凡人平生为性，各有好嗜之事，见即喜之。有好书画者，有好琴棋者，有好赌扑者，有好珍奇者，有好药饵者……不能备举。但以其平生偏嗜之物，时为寻求，择其精绝者，布于左上，使其喜爱，玩悦不已。老人衰倦，无所用心，若只令守家孤坐，自成滞闷。今见所好之物，自然用心于物上，日自看承戏玩，自以为乐，虽有劳倦，咨煎性气，自然减可。"

4. 重视老年饮食调治

重视老年饮食调理是《养老奉亲书》的突出特点，开卷第 1 篇即为"饮食调治"。陈直指出："主身者神，养气者精，益精者气，资气者食。食者，生民之天，活人之本也。故饮食进则谷气充，谷气充则气血盛，气血盛则筋力强……是以一身之中，阴阳运用，五行相生，莫不由于饮食也。"健康长寿的根本就在于饮食，只要饮食正常，谷气充盛，就能气血旺盛，健康就有保障。饮食调治首先要重视脾胃，守护胃气。陈直认为："脾胃者，五脏之宗也。四脏之气，皆禀于脾，故四时皆以胃气为本。"当然，五脏六腑是一个整体的功能系统，胃气固然为本，但也与其他脏腑相依为用，所以陈直在四时摄养中特别强调四时饮食之味要与五脏生理功能相匹配以养五脏之气。其次，要注意饮食节度，生冷有节，饥饱有度。陈直指出："若少年之人，真元气壮，或失于饥饱，食于生冷，以根本强盛，未易为患。其高年之人，真气耗竭，五脏衰弱，全仰饮食以资气血，若生冷无节，饥饱失宜，调停无度，动成疾患……尊年之人，不可顿饱，但频频与食，使脾胃易化，谷气长存。若顿令饱食，则多伤满。"同时，食后可适度进行将息调理，以帮助食物消化，如"食后，引行一二百步，令运动消散"，还有摩腹之法，均简便易行，适合老人自养，要谨守宜忌。书中强调，"老人之食，大抵宜其温热熟软，忌其黏硬生冷"。为此，陈直还要求为人子者必须亲自调理老人的饮食，"凡百饮食，必在人子躬亲调治，无纵婢使慢其所食"。在"戒忌保护"中，陈直还提出："秽恶臭败，不可令食；黏硬毒物，不可令餐""暮夜之食，不可令饱；阴雾晦暝，不可令饥"等饮食禁忌。这些都是有利于健康的事项，至今仍有积极的意义。

陈直强调饮食调理的同时，特别倡导食养食疗的养老方法，认为尤其是患有老年性疾病的人，食疗是首选之法。陈直认为："若有疾患，且先详食医之法，审其症状，以食疗之。食疗未愈，然后命药，贵不伤其脏腑也。"为此，《养老奉亲书》在继承孙思邈《千金翼方》"养老食疗"的基础上，提出了"食治养老"的命题，并进一步指出："缘老人之性，皆厌于药而喜于食，以食治疾胜于用药。况是老人之疾，慎于吐利，尤宜用食以治之。凡老人有患，宜先以食治，食治未愈，然后命药，此养老人之大法也。是以善治病者，不如善慎疾；善治药者，不如善治食。"于是，陈直辑录《食医心镜》《食疗本草》《诠食要法》《诸家治馔》《太平圣惠方·食治诸法》等唐宋著作中的食治方药，类编成"食治老人诸疾方"，共载方161首，分为16类，涉及老年气血虚损、耳目失灵、泻痢、脚气、噎塞、咳喘、诸淋、诸痔、诸风、水气等病症，是唐宋以来食治老人诸疾的集大成之作。

5. 重视老年起居调摄

老年健康的许多问题最后都要落实到日常起居上来。只有起居正常，健康才有保证。《养老奉亲书》从子女奉养的角度对老年人日常起居调摄的原则、内容进行了专门论述。一是老年起居调摄的原则是要"巧立制度"。陈直指出："凡行住坐卧，宴处起居，皆须巧立制度，以助娱乐。"所谓"巧立制度"，就是要有一个行之有效的合理安排，使老年的日常起居达到心情舒畅，精神愉悦。制度就是规矩，就是要家庭成员，尤其是子女晚辈对老人的行住坐卧时时放在心上，巧做安排，不可冒失或掉以轻心。二是陈氏对起居调摄的内容举例提出了具体要求。比如睡卧，要求"栖息之室，必常洁雅，夏则虚敞，冬则温密。其寝寐床榻，不须高广，比常之制，三分减一，低则易于升降，狭则不容漫风。裀褥厚藉，务在软平。三面设屏，以防风冷。其枕宜用夹熟色帛为之，实以菊花，制在低长。低则寝无罅风，长则转不落枕"。对卧室的洁净敞密、床榻的高矮宽窄、被褥的厚薄，乃至枕头的高低长短，均有详细的规定。此外，座椅的高矮、衣服的长短宽窄也都有讲究。反映出宋代对老年生活起居的调摄已显露出精致化的趋向。三是日常生活的事宜事忌，也有一些专门的约定。如"戒忌保护"说："弊漏卑湿，不可令居；卒风暴寒，不可令冒；烦暑燠热，不可令中；动作行步，不可令劳……假借鞍马，不可令乘；偏僻药饵，不可令服；废宅欹宇，不可令入；坟园冢墓，不可令游；危险之地，不可令行；涧渊之水，不可令渡；暗昧之室，不可令孤。"凡此等之戒忌，都是为了保护老年人，使其安康。

6. 重视老年四时调摄

重视老年四时调摄是《养老奉亲书》的又一个突出特点，与"食治养老"一样，"四时养老"也是养老奉亲的核心内容。陈直根据《黄帝内经》和《阴符经》的经旨，在"四时养老总序"提出："春温以生之，夏热以长之，秋凉以收之，冬寒以藏之。若气反于时，则皆为疾疠，此天之常道也。顺之则生，逆之则病……人能执天道生杀之理，法四时运用而行，自然疾病不生，长年可保。"强调四时养老的总原则是执天道、法四时，即遵从天地阴阳、四季气候变化的规律，合理安排饮食起居，并适时进行精神调摄，预防时令病的发生。

围绕四时养生的总原则，陈直简要概括了春夏秋冬四季的气候特点及与之相应的脏腑功能反应，总结了四时调摄的重点内容。在饮食上，春宜减酸益甘，夏宜减苦增辛，秋宜减辛增酸，冬宜减咸而增苦。在起居方面，春宜慎衣着，不可顿减棉衣；夏宜慎暑毒，不可纵意当风，纳凉受邪；秋宜慎风雨，以防发宿患；冬宜避霜威，以防感外疾。在精神调摄方面，春宜抒怀畅气，以快其意；夏宜洁雅静心，以物悦情；秋宜多方诱说，役其心神，以忘秋思；冬宜居处密室，以藏真阳。此外，在呼吸修炼及服饵补益方面，陈氏也提出了一些方便法门。陈直对四时调摄的最大成就在于总结了他之前历代有关时令备疾的药方，分为四时通用男女老人方和春夏秋冬四时用诸药方两大部分。四时通用男女老人方共24首，多是治疗老人虚损及常见老年性疾患的汤药或丸散；春时用药方8首，夏时12首，秋时7首，冬时3首，大多为治疗老年时令性疾患的药方。这些药方成为后世四时养生备疾的基本方。明代高濂《遵生八笺·四时调摄笺》的各季合用药方，几乎全部辑自陈直之书。

7. 重视老年医药扶持

人到老年，尤其是高年老人，气血虚衰，难免疾病缠身，此为常态，医药扶持也是应然之事。对于老年疾病的防治，陈直提出了3条基本的原则：一是要重视老年人"血气已衰，精神减耗，危若风烛，百疾易攻"的体质，忌乱投汤药，妄行针灸，以避危殆；二是要慎用汗吐泻下之法，"老弱之人，若汗之则阳气泄，吐之则胃气逆，泻之则元气脱，立致不虞，此养老之大忌也"；三是用药应平和稳重，"大体老人药饵，止是扶持之法。只可用温平顺气、进食补虚、中和之药治之"，切忌市肆赎买、他人惠送、不明医药之理的虎狼之药，以免发生意外。

对于老年人的医药扶持，陈直主张要与日常饮食调摄相结合，尤其是身有宿疾者，要"随其疾状，用中和汤药调顺，三朝五日，自然无事。然后调停饮食，依食医之法，随食性变馔治之"。"饮食调治"还提出了一个具体的药物服饵方案："每日晨朝，宜以醇酒先进平补下元药一服，女人则平补血海药一服，无燥热者良。寻以猪羊肾粟米粥一杯压之，五味、葱、薤、鹑臑等粥皆可。至辰时，服人参平胃散一服……临卧时，进化痰利膈人参半夏丸一服。""夏时摄养"又提出"若是气弱老人，夏至以后，宜服不燥热、平补肾气暖药三二十服，以助元气，若苁蓉丸、八味丸之类"。"冬时摄养"则提出"晨朝宜饮少醇酒，然后进粥。临卧，宜服微凉膈化痰药一服"。以上这些措施，反映出陈直认为老年人时令性疾病应重视饮食积极治疗，更要注意平时的饮食服饵，以增正气，扶元固本，预防疾病发生的思想。

（二）邹铉增补《寿亲养老新书》

《寿亲养老新书》卷二至卷四为邹铉续增，《四库全书总目》载："铉所续者，前一卷嘉言善行七十二事，后两卷则凡寝兴器服馈粥饮膳药石之宜，更为赅具。"陈直之书经邹铉增续后，流传甚广，甚而远播朝鲜、日本等国。元、明、清三代刊印者达 20 多家，并有署称"居家必用本"者。可见该书影响之深远。邹氏之增补，不只是充实丰富了《养老奉亲书》的内容，也反映了邹铉的养老理念和主张，多有创新之处。

1. 倡导老年自养之道

陈直《养老奉亲书》基于儒家孝道的文化传统，从家庭伦理立论，充分阐述为人子者该如何承担起赡养、侍奉、关爱老人的责任，特别强调家庭子女对老人的照顾与爱护。陈直的书有点像家庭养老指南或手册，与一般的养生著作有所不同。书中的旨趣，无论是宴处起居、戒忌保护的原则方略，还是四时养老、食治养老的核心内容，其执行者都是家庭子女，寿亲养老之道的落实都要求子女的孝顺。尤其是那些岁至高年、尊年的上寿老人，失能的趋势已经明显，其生活起居主要靠子女的照顾扶持。因此，陈直之书重在倡导敬老养老的社会风气及家庭道德，其社会意义非常明显。邹铉的增补则着力于老年人的自养，倡导老年人实现健康老龄、避免或推迟失能的自我养护之道。邹铉认为，养老之事关乎两个方面，既是家庭子女的责任，更是老年人自身之事，老年人"知自护爱，康强倍常"。所以邹铉在所引太乙真人《七禁文》解释时说："欲希长年，此宜深戒。而亦养老奉亲与观颐自养者之所当知也。"邹铉认为，养老奉亲在子女，观颐自养在个人。危彻孙直接点明了邹铉增补新书的初衷，为此作序称赞他："兹复不私其验，绣诸梓而公之，且拳拳导夫人以自养之说，夫能知自养之养，而后能安享子孙之养，此吾于续书重叹翁用心之仁也。"老年人只有自身善于保养，才能安享子孙奉养之福。这或许确是邹铉养老的主张。

2. 丰富老年自养之术

正是基于老年自养之道的重视，邹铉在新书中增补了大量老年自我保养的方法。有精神情志调摄的，如养性、保养、安乐游山、居山观雪等；有呼吸修炼的，如六字气诀法；有药食服饵的，如晨朝补养药糜法、茶酒汤水及服药贮药等；有种植与食品加工的，如种植芸香、枸杞、地黄、甘菊、黄精、百合及加工果脯、菜菹等；有器物收藏把玩的，如相鹤养龟、收画置琴、储物记事等；有待人接客之道的，如延方士名衲、肃客相访等；有自我按摩的，如擦涌泉、擦肾俞等。此外，还增补了大量延缓衰老、食养食治的方法，如诸酒、诸煎，包括妇人小儿食治方等，使全书食疗的内容更为丰富多彩。邹铉增补的这些内容，反映出他对老年自养的一些思想倾向。一是老年人要想延缓衰老或做到健康老龄，就得从长计议，及早图谋，如六字诀法的修炼，就得从青壮年，至少得从中年或低龄老年做起，否则没有较长时间的训练就难得为功见效。二是要量力而行，适度而止，如种植诸般药本、加工各种食品，都得在力所能及的范围内，或在低龄老年阶段，不可强力为之。三是要注意健康安全，如游山驱车、观雪择胜，总以安全为第一，要充分考虑到气候、环境的因素。四是要顺应经济能力，如对器物的收藏把玩，储书置琴、字画收藏，均须有经济实力，清贫之家不必强求。

需要特别说明的是，邹铉增补之材料大多来自当时流传的文献。时至今日，这些文献有的已经失传或佚散，凭借此书可得见原书之吉光片羽。如"太上玉轴六字气诀"，录自其曾叔祖邹应博的《炎詹集》，而此书今无传本，或根本就没有刊行，于此不仅可知邹应博的著述之迹，也可据此考察六字诀法的渊源及流传环节。还有，该书摘录了沈括《怀山录》的不少资料，《怀山录》是沈氏早年仰慕山居之乐撰写的饮食、器用之式及种艺之方的笔记体著作，早已佚失，近人从《寿亲养老新书》辑得的《怀山录》佚文就有数十条之多。这些佚文是研究沈括科技思想的难得材料。

3. 载录养老嘉言善行

邹铉增补的"古今嘉言善行七十二事"，四库馆臣曾大为讥讽，认为"其中如祝寿诗词，连篇载入，不免失于冗杂。又叙述闲适之趣，往往词意纤仄，采掇琐碎。明季清言小品，实亦滥觞于此"。实际上，这些"嘉言善行"如"道教灵验记"一样，不仅记载历代养老享寿的人瑞之事，更主要的是具有敦正习俗、培养社会敬老奉亲风气的作用。这"七十二事"大体可分为三大类。一类是儒家孝道伦理所规定的寿亲养老之事，如《礼记》的"内则""曲礼"所载的养老礼仪，及老莱子以下，陈太丘、王羲之、柳公绰、任元受、陆游、孙景初、黄庭坚、苏东坡、司马光、朱熹等一众名人敬老养老的事迹或论述，阐明儒家养老文化的源远流长及根深蒂固，彰显了中华民族优秀的养老传统及文化底蕴。一类是历代学者关于老年自养之道的认识与阐述，其内容涉及精神情志、脏腑身形、饮食服饵、四时起居等各个方面。如孙君昉之四休安乐法、黄庭坚的养生四印、古乐府的三叟诗、邵康节的年老吟，无不透露出老年自养自适的智慧，隽永幽默，读来妙趣横生。还有一类称觞贺寿之诗文，反映出古代社会对高年长寿的普遍称颂和家庭伦理的正向追求，未必是冗杂之词，往往有真情之流露，或是家有老人之福的纪实写照。总之，中华民族优秀的养老文化于此可见一斑。

三、学习要点

1. 根据对象，确定需求

由于读者对象不同，对本书学习的侧重点也不一样。一般来说，本书的阅读对象大致可以分为4类：

一是奉养老人的子女。一个有老人的家庭，其子女、晚辈关注如何奉养老人，关注老人的身心健康，学习本书的重点在于陈直原著的第1卷。要从传统文化的孝道思想入手，把奉养父母、长辈作为人生的根本责任，贯彻落实到生活起居的各个方面，而核心内容是饮食调养和四时起居调摄。

二是老年人群。人到老年固然需要家人的奉养，但最根本的还是老人要懂得自我保养，提高生活的质量，尽量减少失能失理的发生。因此，老年人群阅读本书的重点在邹铉续补的3卷。应充分认识自我保养的重要性，结合个人的体质特点和具体条件，学习掌握老年人精神调摄、脏腑保养、形体锻炼的有关知识和方法。

三是临床医生。尤其是从事老年健康医疗服务的医务人员和社区医疗的工作者，除了要充分了解书中关于老年人心身特点的描述外，需要重点学习的是书中卷一关于医药扶持的内容以及食治养老的各种方法，而医药扶持的重点又在于春夏秋冬的四时用药诸方及卷二的多种集方。这些药方及食治方是宋元以前老年疾病的经验方集成，至今仍有很大的临床指导价值。

四是其他关注老年人的读者。自20世纪末我国进入老龄化社会以来，有关老年人的话题成为社会普遍关注的热点。因此，对于关注老龄化社会问题的一般读者来说，重点是了解书中关于传统养老文化的论述，尤其是卷四所载敬老养老及老年人自养娱乐的"古今嘉言善行七十二事"，以备将来养老奉亲或老年自养之需。

2. 根据内容，把握重点

前已述及，本书卷之一为子女奉养之道，为他养；续补3卷为老年自养之道。他养的内容以四时方药调理和食治食养为重点，尤其是食治部分，前承孙思邈养老食疗之旨绪，后启食治养老之大端，开门列目，蔚为老年养生的大学问。而自养之道亦自弘景《延命录》、孙氏《养性篇》一路过来，邹氏总结为情性保养、饮食服饵、气法导引、药膳扶持、嘉言善行诸端，后世大有发展，至有《遵生八笺》之类聚，影响深远。唯需说明的是，他养自养，同根共本，不可截然分开，只可兼顾相成。老年人要尽可能以自养为主，即使老而失能需要他人奉养，也必须增强自养之心，以获取愉悦生命的内在力量。

蒋力生　叶明花
2020 年 6 月

1. 版本选择 《寿亲养老新书》现存版本有 20 多种。由于卷二至卷四的内容编排不同，大体可分为两个系列。一个是以日本回归元至正二年（1342）壬午刻本、《永乐大典》本及《四库全书》本为代表的系列，卷二均为"古今嘉言善行七十二事"，卷三、卷四分别以"太上玉轴六字气诀"和"保养"开卷。另一个是以清同治九年（1870）河南聚文斋刻本为代表的系列，将"古今嘉言善行七十二事"置于卷四，卷二、卷三则分别以"太上玉轴六字气诀"和"保养"为卷首。从学理上来看，同治九年刻本的顺序安排似乎更符合逻辑。

本次整理点评以同治九年刻本为底本，以《四库全书》本（简称四库本）、清道光瓶花书屋刻本（简称瓶花本）为主校本，并以明万历年间虎林胡氏文会堂《新刻养老奉亲书》（简称万历本）、中国中医科学院院藏唐成之家藏抄本《养老奉亲书》（简称唐本）、清经钮堂抄本《养老奉亲书》（简称经钮堂本）及辑存《永乐大典》、明·刘宇《安老怀幼书》与《太平圣惠方》等作为校本，加以校勘。并辑录存世《永乐大典》所载《寿亲养老新书》佚文"慈觉顾老奉亲"一则，置于卷四之末。

2. 原书底本为繁体竖排，今改为简体横排，繁体字改为简体字，正文中夹有小字注时仍排小字；原书中表示行文前后位置之"右""左"径改为"上""下"。

3. 采用现代标点方法，对全书进行标点。

4. 校勘以对校、本校为主，辅以他校，慎重使用理校。凡底本有误者，从校本改后出注；文字互异者，不改底本，出注说明。具体校勘时，根据下列文字现象，区别处理：

凡底本因写刻时笔画小误所致的错别字径改不出注，非写刻时笔画小误所致的错别字改后出注说明。

现已废除的异体字，径改不出注；现仍保留的异体字保留原字，出注说明。

俗体字径改为规范正体字，不出注。

通假字、古今字保留原字，出注说明。多次出现者只在首见时说明，余不加注。

凡脱、衍、残、疑或避讳字，或补，或删，或改，或保留原字，均出注说明。

5. 注释力求简明扼要，通俗易懂。

6. 点评针对要点，力求简明，突出特色，点到为止。

7. 原书所载"穿山甲""虎骨"等药物，今已不入药用，为保持原貌，不作删节，请读者注意。

8. 本书所载临床方药，应在医生指导下运用。

《寿亲养老新书》原序 | ◉

　　寿亲养老之事，著于诸儒记礼之书备矣。然自后世观之，则犹有未备焉者。何也？二帝三王①之世，风气浑沦②，人生其间，性质醇厚③，故能平血气于未定方刚之际，全筋力于欲衰将老之时。人子之爱其亲，因其康强，加以奉养，为之安其寝处，时其旨甘，娱其耳目心志，即可使之燕佚怡愉④，全生而益寿。则《礼经》⑤所载，谓之备可矣。后世太朴日漓⑥，真元日散⑦，七情为沴⑧，六气⑨乘之，壮或夭伤，老宜尫弱⑩，孝子慈孙，服勤左右，寝膳调娱之外，尤不能不唯疾之忧。而求之《礼经》，则不过曰痛痒抑搔⑪而已。若秦越人过

---

① 二帝三王：泛指古代帝王。二帝，指唐尧、虞舜。三王，指夏禹、商汤、周文王。
② 浑沦：自然质朴。
③ 醇厚：淳朴厚道。
④ 燕佚怡愉：安逸愉悦。燕，安宁；佚，通"逸"；怡，和悦。
⑤ 《礼经》：儒家经典，包括《礼记》《周礼》《仪礼》，多记古代礼仪制度。
⑥ 漓：颓落。
⑦ 散：《永乐大典》作"殽"。
⑧ 七情为沴：各种情志扰乱心神。七情，指喜、怒、忧、思、悲、恐、惊 7 种情志活动。沴，扰乱。
⑨ 六气：风、寒、暑、湿、燥、火 6 种邪气。
⑩ 尫弱：衰弱卧床。
⑪ 痛痒抑搔：语出《礼记·内则》："子事父母……疾痛苛痒，而敬抑搔之"。

雒①之所为医，曾未见之省录②，顾得谓之备欤？

孝哉，陈令尹③，乃能辑是书于千数百年之后，而特详于医药治疗之方。凡为四时调摄，食治备急，合二百三十有三焉，斯亦备矣。吾樵乡先哲太师文靖邹公之曾孙，敬直翁铉，推老老亲亲④之念，绌绎⑤是书有年，犹恨其说之未备也。则又广集前修嘉言懿行，奇事异闻，与夫药石⑥、膳羞⑦、器服之宜于佚老⑧者，厘⑨为三卷。而方论所述，愈益精详，是书始大备。吾闻乔木故家⑩，寿基世积⑪。翁之高祖、叔祖、二母夫人，皆年高九十，备极荣养。今翁亦希年矣！桂子兰孙⑫，盈庭戏彩⑬，青山流水，竹色花香，鸠杖鹦杯⑭，苍颜玄鬓，见者谓不老地行仙⑮。盖是书验于公家久矣。兹复不私其验，绣⑯诸梓而公之，且拳拳导夫人以自养之说。夫能知自养之养，而后能安享子孙之养，此吾于续⑰书重叹翁用心之仁也。仁者必寿，繇是

---

① 雒（luò 洛）：古地名，雒阳（今河南省洛阳市）。《史记》载扁鹊"过雒阳，闻老人爱老人，即为耳目痹医"。

② 省录：观察记录。

③ 陈令尹：指陈直。

④ 老老亲亲：尊敬老人，爱护亲人。

⑤ 绌绎（chōu yì 抽益）：引出头绪。引申为分析研究。

⑥ 药石：泛指药物。

⑦ 膳羞：泛指膳食。羞，同"馐"。

⑧ 佚老：养老。

⑨ 厘：整理。

⑩ 乔木故家：世家的人才、器物出众。

⑪ 寿基世积：长寿的基础是累世积成的。意谓积德行善是后代长寿的基础。

⑫ 桂子兰孙：对人子孙贤德的称誉。桂、兰，喻高雅纯洁。

⑬ 戏彩：亦作"戏彩斑衣"。春秋时期，楚国老莱子孝顺父母，自己已经70多岁了，还常常穿着五彩衣服扮小孩嬉戏以娱乐父母。后世用此作孝顺父母的典故。

⑭ 鸠杖鹦杯：古代帝王赏赐给老者的纪念性礼物。鸠杖，即顶端雕有斑鸠形状的手杖；鹦杯，以鹦鹉螺制成的酒杯。

⑮ 地行仙：喻高寿之人，典出《楞严经》。

⑯ 绣：缮写，书写。

⑰ 续：《永乐大典》作"读"。

八十而师，九十而相，百岁而定律令，百世而与谙谋，衍而为商大夫之八百。曾元①而下，家庆一堂。是书之验，将千岁之日至而未止也。《诗》曰："永锡尔类②"。又曰："永锡难老"。请为翁三诵之。

时大德丁未③中元樵④西麓危彻孙序

---

① 曾元：曾孙，玄孙。元，通"玄"。
② 永锡尔类：语出《诗经·大雅·既醉》："孝子不匮，永锡尔类"。意谓孝子层出不穷，上天会恩赐孝顺的人。
③ 大德丁未：元成宗大德十一年（1307）。
④ 樵：即樵川，今福建省邵武市。

重刻《寿亲养老新书》序 ❀

　　凡人之情无不知爱其身而养之者,有疾无不知求所以治疗之者。仁人孝子之视其父母之身也,重于己之身;而其所以养父母也,厚于己之养;急父母之疾也,甚于己之疾;则所以用其心者,宜无所不至矣。

　　昔人谓天有阴阳风雨晦明之气,人有喜怒哀乐好恶之情,节而行之则和平调理,专一其情则溺而生疢①。调中养气,通滞解结,而反之于素,此医方之所以不容已也。然天之阴阳流行乎四时,而冬则闭枯;人之元气充满乎一身,而老则铄②耗。故摄养之道宜加详,而药物之施于老者尤难获效焉。人子之所以养其亲者,必顺四气之冲和而避其沴,调饮食之品宜而致其精,适起居顺好恶以怡其情。盖其道多端,而其事不容已也。奉老节目载在典籍者,纷漫而难竟,医方之散见医书而不一,得其总要者为难。余在花马池防秋遇见《寿亲养老新书》四册,其中养老治疾之方,佚③老孝之事,不假旁搜,靡不毕备,真足以为奉亲之助而不可无者。顾④其中多残缺,至有不可读者。宁

---

①　疢:泛指疾病。
②　铄:消损。
③　佚:同"逸",安逸。
④　顾:只是。

夏兵粮道金宪解君学礼请重刻之，而且欲余言以弁其端。吁！昔陆宣公①在忠州，每手校方书，盖古人济人利物之心不以为小道而遗之如此，此其所以不可及也。

是书专于寿亲养老，循而行之，可以培调神气，翼助恬愉，使得全其天年，以极寿命之数，且足以启迪人孝爱之念，较之他方书，其利益顾不尤要与？仁人孝子得之，将不啻如异珍和璧，有不受而传者乎？可谓不徒刻也已。

万历四年丙子孟夏望日
总督陕西三边军务都察院右都御史兼兵部左侍郎益都石茂华书

---

① 陆宣公：即陆贽（754—805），字敬舆，唐苏州嘉兴（今浙江省）人。大历进士，德宗时曾任宰相，后受诬被免，降为忠州别驾。陆在忠州时，因当地气候恶劣，疾病流行而研习医术，收集民间验方，编有《陆氏集验方》。逝世后谥号"宣"。

　　《寿亲养老新书》为承奉郎兴化大令陈直手辑也。大德，敬直老人
邹铉复搜采前闻，厘为四册。至万历宁夏兵粮道解君学礼重刻之，至
于今又二百余年矣。板早散佚，书幸尚存。窃以医之为术大矣哉！范
文正云：不为良相，即为良医。盖良相可以救人，良医亦可救人，其
事位虽殊，而其为功于世则一也。乃俗学蒙昧，医术粗疏，虚实不知，
寒热莫辨，诊脉而不究其原，用药而不察其变，尝致于左，补救为难，
少壮气盛或悻而免，老弱气衰辄为所伤，此在常人犹堪悼惜，况人子也
耶！故为子者，不可不知医。然孝子之侍亲也，止于痛痒抑搔而已，而
于垂老卫生之术，临疾诊治之方，究或昧于机宜，失之制化。

　　是编也，专为老人而设。举凡服食起居、阴阳顺逆、寒暑燥湿、
气体旺弱，甚至一动一静之间，莫不体究入微，摄养于未病之先，斟
酌于既病之后，博采旁搜，靡不至当，俾有老亲者奉为指南。此盖仁
人孝子之用心也，乌可任其磨灭！中州钟大令虑其书之失传，集资续
刊以行于世，而请序于余，余嘉其志而乐为捐廉①以成。

　　　　　　　时同治九年岁在庚午正月河南提刑按察使绍诚并序

————————————

　　①　捐廉：旧谓官吏捐献除正俸之外的养廉银。

张士弘序①

　　余家藏旧有《养老奉亲书》，其言老人食治之方、医药之法、摄养之道，靡所不载。余仿之以奉吾母范阳郡太夫人李氏，食饮起居咸得其宜，寿高八旬而甚康健，则此书有益于人子大矣。然岁月既深，卷舒之久，字画模糊，编简脱落。惧后之览者不得其说，思获善本书而新之，以贻后人。求之数载弗果得，每郁郁以为欠事。至正辛巳夏五②，余叨承朝命，备员浙东宪使。访诸婺郡庠教授李子贞，得《寿亲养老书》。睹其篇帙节目，比余旧本尤加详备，昔之郁郁者，一旦豁然矣。因自念曰：与其得之难，孰若传之广。遂命工锓梓③于学宫，庶天下后世，皆得观览，以尽事亲之道云。

至正壬午中秋范阳张士弘④载拜书

---

① 张士弘序：原脱，据四库本补。
② 至正辛巳夏五：至正辛巳，元惠宗（顺帝）初年（1341）。夏五，夏季五月。
③ 锓梓（qǐn zǐ 寝子）：刻版印刷。
④ 张士弘：河北范阳（今河北省涿州市）人，元顺帝时曾任工部尚书。生卒年不详。

黄应紫序①｜⊛

堂上慈亲八十余，阶前儿辈戏相呼。旨甘取足随丰俭，此乐人间更有无。

——康节②翁诗

先人怡轩居士，奉八十有三之母，大书屏间，时应紫方垂髫也。既壮，挟册从宜春通守邹爱山宦游。爱山爱其母，施及塾宾，所至令应紫侍七秩之母以行。咸淳庚午，寓上杭县斋，汀守刘审轩刊吕东莱《辨志录》，应紫与寓目焉。中间二则，载春夏奉亲事，注云《养老奉亲书》，于是方知此书之名。越二载，壬申至宜春，遍求于袁、吉文献故家，咸无焉。自后司马倦游③，意谓此书不可复得矣。阅三十有余载，大德乙巳春，总管冰壑邹君缄其书视余。余手之不释，如获隋珠和璧④之宝；口之不置，如聆虞韶商頀⑤之音，已不胜其欣喜。未几，复以其续编来示，命名《寿亲养老新书》。其嘉言懿行，雅事奇

---

① 黄应紫序：原脱，据四库本补。

② 康节：即邵雍，字尧夫，北宋著名理学家、诗人，生于林县上杆庄，与周敦颐、张载、程颢、程颐并称"北宋五子"。著有《皇极经世》《观物内外篇》《先天图》《渔樵问对》《伊川击壤集》《梅花诗》等。

③ 司马倦游：指对某事不再抱希望，心灰意冷。语出《史记·司马相如列传》："今文君已失身于司马长卿，长卿故倦游"。

④ 隋珠和璧：隋侯之珠与和氏之璧。泛指珍贵的宝物。

⑤ 虞韶商頀：虞舜时的《韶》乐和商汤时的《頀》乐。泛指美妙高雅的音乐。

方，前书所未有者，灿然毕备，又何如其喜也！

君自吾杉迁樵南，重作文靖公故宅。楼居高明，剩有园池亭馆之胜，经史图书，琴棋觞泳，款亲友于玉壶中。诸郎诸孙，珠联玉立，善能承顺其志，怡悦其心，允谓人间至乐。湖山院落，云月为家，四时佳兴，自有《痴乐堂》《樵南小隐》二记。新书锓梓，抑使世之养老奉亲者，同有此乐焉，锡类之仁①远矣。应紫虽不获再遂寸草春晖之志，而亦不忘于老莱斑衣之思。君昔官中都时，曾遇异人，授以怡神养性之旨，故续书多述老人之所以自养者。应紫之志喜，盖充然有得于斯。鹏鷃同游②，亦惟曰各安其分云尔。

是年冬至节日同郡泰宁玉窗黄应紫德夫敬书

---

① 锡类之仁：指纯孝之德。语出《诗经·大雅·既醉》："孝子不匮，永锡尔类"。

② 鹏鷃同游：指两种不同的事物一并而来。鹏，鹏鸟；鷃，鹦雀，一种小鸟。

卷之一

宋·陈直　原撰
敬直老人邹铉　编次

饮食调治第一

主身者神，养气者精，益精者气，资气者食。食者，生民之天，活人之本也。故饮食进则谷气充，谷气充则气血盛，气血盛则筋力强。故脾胃者，五脏之宗也。四脏之气，皆禀于脾，故四时皆以胃气为本。《生气通天论》云：气味①，辛甘发散为阳，酸苦涌泄为阴。是以一身之中，阴阳运用②，五行相生，莫不由于饮食也。

若少年之人，真元气壮，或失于饥饱，食于生冷，以根本强盛，未易为患。其高年之人，真气耗竭，五脏衰弱，全仰饮食以资气血，若生冷无节，饥饱失宜，调停③无度，动成疾患。

凡人疾病，未有不因八邪而感。所谓八邪者，风、寒、暑、湿、饥、饱、劳、逸也。为人子者，得不慎之？

---

① 气味：指食物和药物的性味。
② 阴阳运用：阴阳的相互依存、制约、转化。
③ 调停：调摄养息。

若有疾患，且先详食医之法，审其疾状，以食疗之。食疗未愈，然后命药，贵不伤其脏腑也。

凡百饮食，必在人子躬亲调治，无纵婢使慢其所食。

老人之食，大抵宜其温热熟软，忌其黏硬生冷。每日晨朝，宜以醇酒先进平补下元药①一服，女人则平补血海药②一服，无燥热者良。寻以猪羊肾粟米粥一杯压之，五味、葱、薤③、鹑臇等粥皆可。至辰时④，服人参平胃散一服，然后次第以顺四时软熟饮食进之。食后，引行一二百步，令运动消散。临卧时，进化痰利膈人参半夏丸一服。

尊年⑤之人，不可顿饱，但频频与食，使脾胃易化，谷气长存。若顿令饱食，则多伤满，缘衰老人肠胃虚薄，不能消纳，故成疾患。为人子者，深宜体悉，此养老人之大要也。

日止可进前药三服，不可多饵。如无疾患，亦不须服药，但只调停饮食，自然无恙矣。

【点评】本篇概论奉养老人之总纲。老人无疾，饮食宜温热熟软，忌黏硬生冷；若有疾患，"先详食医治法，审其疾状，以食疗之。食疗未愈，然后命药，贵不伤脏腑也"。陈氏将饮食调治置于全书之首，突出强调了老人真气耗竭，五脏衰弱，全仰饮食以资气血。而脾胃又为后天之本，谷气充则精血盛，可补年老体衰之不足。奉养老人法必在人子躬亲调治饮食，饮食无差，可保万全。此外，陈氏亦强调尊年之人不可顿饱，宜频频与食，使脾

---

① 平补下元药：药性平和，补养真元的药物。
② 平补血海药：药性平和，补养冲脉的药物。
③ 薤：小蒜、野韭等。
④ 辰时：上午 7 时 ~9 时。
⑤ 尊年：高龄。

胃易化。除饮食调治外，亦可进食补药，若无疾患但调停饮食即可。

形证脉候第二

《上古天真论》曰：女子之数七，丈夫之数八。女子七七四十九，任脉虚，冲脉衰，天癸①竭，地道不通。丈夫八八六十四，五脏皆衰，筋骨解堕，天癸尽，脉弱形枯。女子过六十之期，丈夫逾七十之年，越天常数。上寿之人，若衣食丰备，子孙勤养，承顺慈亲，参行孝礼，能调其饮食，适其寒温，上合神灵，下契人理，此顺天之道也。

高年之人，形羸气弱，理自当然。其有丈夫女子，年逾七十，面色红润，形气康强，饮食不退，尚多秘热者，此理何哉？且年老之人，痿瘁为常，今反此者，非真阳血海气壮也。但诊左右手脉，须大紧数，此老人延永之兆也。老人真气已衰，此得虚阳气盛，充于肌体，则两手脉大，饮食倍进，双脸常红，精神强健，此皆虚阳气所助也。须时有烦渴膈热，大腑②秘结，但随时以平常③汤药，微微消解，三五日间，自然平复。常得虚阳气存，自然饮食得进。此天假其寿也。切不得为有小热，频用转泻之药通利，苦冷之药疏解。若虚阳气退，复归真体，则形气尪羸，脏腑衰弱，多生冷疾，无由补复。

若是从来无虚阳之气，一向惫乏之人，全在斟量汤剂，常加温

---

① 天癸：促进生殖功能发育、成熟的精微物质。
② 大腑：指大肠。
③ 平常：原作"常平"，据四库本乙正。

补，调停啖①粥，以为养治，此养老之先也。

【点评】本篇论述了长寿之人的形体表现、脉象特征及调养方法。开篇先指明女子过了 60 岁，男子过了 70 岁，便是高寿之人，需要子孙殷勤奉养。若这个寿数的人出现发热、便秘等热性症状，要谨慎对待；若老年人虽然有这些热象，但"面色红润，形气康强，饮食不退"，且脉大紧数，便是阳气充盛的长寿吉兆。妄用转泻苦寒的方药，易致老人阳气受损，形体羸弱，疾病缠身。身体一向虚弱的老人要注意多用温补调养，这是养生的要义。

医药扶持第三

常见世人治高年之人疾患，将同年少，乱投汤药，妄行针灸，以攻其疾，务欲速愈。殊不知上寿之人，血气已衰，精神减耗，危若风烛，百疾易攻。至于视听不至聪明，手足举动不随，其身体劳倦，头目昏眩，风气不顺②，宿疾时发，或秘或泄，或冷或热，此皆老人之常态也。不顺治之，紧用针药，务求痊瘥，往往因此别致危殆。且攻病之药，或吐或汗，或解或利。缘衰老之人，不同年少，真气壮盛，虽汗吐转利，未至危困。其老弱之人，若汗之则阳气泄，吐之则胃气逆，泻之则元气脱，立致不虞③，此养老之大忌也。

大体老人药饵，止是扶持之法。只可用温平顺气、进食补虚、中

---

① 啖（dàn 但）：吃。
② 风气不顺：不能顺应自然环境和气候变化。
③ 不虞：出乎意料，指死亡。虞，预料。

和之药治之，不可用市肆赎买、他人惠送、不知方味及狼虎之药①与之服饵，切宜审详。若身有宿疾，或时发动，则随其疾状，用中和汤药调顺，三朝五日，自然无事。然后调停饮食，依食医之法，随食性变馔治之。此最为良也。

【点评】本篇指出年高之人"血气已衰，精神减耗"，要慎用吐、汗、解、利等攻法，不要贪求速愈，否则会伤害正气，"别致危殆"。年老之人的用药原则应是"扶持"，宜温平顺气，进食补虚中和的药物，治疗时宜随其症状用中和汤药调顺，而后以食医之法调停饮食，不要用来历不明、作用不明的药物。

性气好嗜第四

眉寿之人，形气虽衰，心亦自壮，但不能随时人事，遂其所欲。虽居温给，亦常不足。故多咨煎背执②，等闲喜怒，性气不定，止如小儿。全在承奉颜色③，随其所欲。严戒婢使子孙，不令违背。若性怒一作，血气虚弱，中气不顺，因而饮食，便成疾患，深宜体悉。常令人随侍左右，不可令孤坐独寝。缘老人孤僻，易于伤感，才觉孤寂，便生郁闷。

养老之法，凡人平生为性，各有好嗜之事，见即喜之。有好书画者，有好琴棋者，有好赌扑④者，有好珍奇者，有好药饵者，有好禽

---

① 狼虎之药：指药性峻烈之品。
② 咨煎背执：唉声叹气，心情焦虑，心理逆反，固执任性。
③ 承奉颜色：指看别人脸色行事。
④ 赌扑：即赌博。

鸟者，有好古物者，有好佛事者，有好丹灶①者。人之僻好，不能备举。但以其平生偏嗜之物，时为寻求，择其精绝者，布于左右，使其喜爱，玩悦不已。老人衰倦，无所用心，若只令守家孤坐，自成滞闷。今见所好之物，自然用心于物上，日自看承戏玩，自以为乐，虽有劳倦，咨煎性气，自然减可。

【点评】本篇论述年老之人常需人陪其左右以抒发情感。看护老人正如照看小儿，当"遂其所欲"，不令其感觉孤寂无聊。如子女繁忙，不能日日伴随左右，老人应自寻所乐，培养自己的兴趣爱好，使情感有所依托。人步入老年之后，日多闲暇，有好书画者，有好琴棋者，有好珍奇者，有好禽鸟者等，当根据自己的喜好，适度赏玩，使心情愉悦，和平幸福。因此，情趣养生是老年人养生的一大法宝。

宴处起居第五

凡人衰晚之年，心力倦怠，精神耗短，百事懒于施为，盖气血筋力之使然也。全借子孙孝养，竭力将护，以免非横之虞。凡行住坐卧，宴处②起居，皆须巧立制度，以助娱乐。

栖息之室，必常洁雅，夏则虚敞，冬则温密。其寝寐床榻，不须高广，比常之制三分减一，低则易于升降，狭则不容漫风。裀褥厚藉③，务在软平。三面设屏，以防风冷。其枕宜用夹熟色帛为之，实

---

① 丹灶：古代道家炼丹用的炉灶，此处泛指道家炼丹术和道家思想。
② 宴处：指饮宴休闲等活动。
③ 裀褥厚藉：垫在下面的厚床垫。

以菊花，制在低长。低则寝无罅风①，长则转不落枕。其所坐椅音倚，宜作矮禅床样，坐可垂足履地，易于兴居②，左右置栏，面前设几，缘老人多困，坐则成眠，有所栏围，免闪侧之伤③。

其衣服制度，不须宽长。长则多有蹴绊④，宽则衣服不着身。缘老人骨肉疏冷，风寒易中，若窄衣贴身，暖气着体，自然气血流利，四肢和畅。虽遇盛夏，亦不可令袒露，其颈连项，常用紫软夹帛，自颈后巾帻中垂下着肉，入衣领中至背甲间，以护腠理。尊年人肌肉瘦怯，腠理开疏，若风伤腠中，便成大患，深宜慎之。

【点评】本篇论述了老人宴处起居的基本规则，从居室、床褥、睡枕、座椅、衣服等方面交代了老年人起居养生各个方面的宜忌。其中居室宜洁雅、宽敞、温密；床榻宜稍低易于上下，稍狭窄易于保暖；被褥宜厚软暖和；枕头宜低长而实以菊花；座椅宜作矮禅床样，垂足可履地，左右要置护栏；衣服不要宽长，以免贼风侵袭。老人骨肉疏松，腠理开疏，窄衣贴身可防风寒中伤。

贫富祸福第六

《经》⑤曰：自天子至于庶人，孝无终始，而患不及者，未之有也。人子以纯孝之心，竭力事亲，无终始不及之理，惟供养之有厚

---

① 罅风：从缝隙中吹来的风。
② 兴居：四库本作"兴起"。
③ 闪侧之伤：身体猛然晃动，或向旁边歪斜，因动作过猛导致的肌肉、筋骨之伤。
④ 蹴绊：指走路时衣服缠住腿脚。
⑤ 《经》：指《孝经》，儒家经典之一。

薄，由贫富之有分限。人居富贵，有奉①于己而薄于亲者，人所不录，天所不容，虽处富贵而即贫贱也。人虽居贫贱，能约于己而丰于亲者，人所推仰，天所助与，虽处贫贱而即富贵也。作善降之百祥，作不善降之百殃。善莫大于孝，孝感于天，故天与之福，所以虽贫贱而即富贵也。罪莫大于不孝，不孝感于天，故天与之祸，所以虽富贵而即贫贱也。善恶之报，其犹影响，为人子者，可不信乎？

奉亲之道，亦不在日用三牲②，但能承顺父母颜色，尽其孝心，随其所有，此顺天之理也。其温厚之家，不可慢于老者，尽依养老之方，励力行之。其贫下阙乏之家，养老之法，虽有奉行之心，而无奉行之力者，但随家丰俭，竭力于亲，约礼设具，使老者知其罄力事奉而止。将见孝心感格③，阴灵默佑。如姜诗之跃鲤④，孟宗之泣笋⑤，无非孝感所致，此行孝之明验也。

虑孝子顺孙，有窘乏不能依此法者，意有不足，故立此贫富祸福之说以齐之。

【点评】本篇论述了子女奉养老人的基本法则，即不论贫穷还是富裕，皆当"承顺父母颜色，尽其孝心，随其所有"。每个人的贫富有差距，供养之力有厚薄，但不论贫富，皆当尽力而为，怀有一颗孝顺之心。虽然贫穷，但孝顺父母也是一种富贵；虽然富裕，但薄寡于亲也是一种贫穷。老人在乎的不是有多少荣华富贵，而是子女的真心、孝心，做子女的当铭记。

---

① 奉：唐本作"厚"。

② 日用三牲：每日用猪、牛、羊奉养。

③ 感格：谓感于此而达于彼。

④ 姜诗之跃鲤：东汉人姜诗娶妻庞氏。庞氏侍奉姜母甚孝，常常不避风雨到江边取水，以满足姜母喝江水、吃鱼的喜好。后来此举感动神灵，姜诗家里涌出泉水，味同江水，且每日水中还有两条鲤鱼。事见《后汉书·列女传》。

⑤ 孟宗之泣笋：三国时孟宗侍母至孝，为满足母亲吃冬笋的愿望，到竹林哭泣求笋。事见《后汉书·吴书》。

戒忌保护第七

人，万物中一物也，不能逃天地之数①。若天癸数穷，则精血耗竭，神气浮弱，返同小儿，全假将护以助衰晚。

若遇水火兵寇非横惊怖之事，必先扶侍老人于安稳处避之，不可喧忙惊动。尊年之人，一遭大惊，便致冒昧②，因生余疾。凡丧葬凶祸，不可令吊；疾病危困，不可令惊；悲哀忧愁，不可令人预报；秽恶臭败，不可令食；黏硬毒物，不可令餐；弊漏卑湿，不可令居；卒风暴寒，不可令冒；烦暑燠热③，不可令中；动作行步，不可令劳；暮夜之食，不可令饱；阴雾晦暝，不可令饥；假借鞍马，不可令乘；偏僻药饵，不可令服；废宅歆宇④，不可令入；坟园冢墓，不可令游；危险之地，不可令行；涧渊之水，不可令渡；暗昧之室，不可令孤；凶祸远报，不可令知；轻薄婢使，不可令亲；家缘冗事，不可令管。若此事类颇多，不克备举。但人子悉意深虑，过为之防，稍不便于老人者，皆宜忌之，以保长年。常宜游息精蓝⑤崇尚佛事，使神识趣向，一归善道，此养老之奇术也。

【点评】本篇简要论述了老人的日常戒忌保护，包括饮食、服饵、起居、环境、情志等多个方面。老人精血亏虚，神气浮弱，返同小儿，故饮食上忌腐败、黏硬；不可乱服偏僻服饵，宜谨慎

---

① 天地之数：指自然界赋予人类的寿命大限。
② 冒昧：恍恍惚惚，视物不清。
③ 燠热：闷热。
④ 歆宇：歪斜的房屋。
⑤ 精蓝：指佛寺。

选择；忌居住湿冷之处；不可触冒风寒、暑热，不可到坟园、深水等危险之地；不可大惊、大悲、大愁等。

四时养老总序第八

《四气调神论》曰：阴阳四时者，万物终始，死生之本也。逆之则灾害生，从之则苛疾不起，是谓得道。春温以生之，夏热以长之，秋凉以收之，冬寒以藏之。若气反于时①，则皆为疾疠，此天之常道也。顺之则生，逆之则病。《经》②曰：观天之道，执天之行，尽矣。人能执天道生杀之理，法四时运用而行，自然疾病不生，长年可保。

其黄发之人，五脏气虚，精神耗竭，若稍失节宣，即动成危瘵。盖老人勤③惰，不能自调，在人资养以延遐算④。为人子者，深宜察其寒温，审其饮药，依四时摄养之方，顺五行休王之气⑤，恭恪奉亲，慎无懈怠。今集老人四时通用备疾药法，具陈于左。此方多用寒药，盖北人所宜。凡用药者，宜参处之。

【点评】本篇简要论述了四时养老的法则，即顺时而养，春生、夏长、秋收、冬藏。对于老人而言，饮食药物常需子女小心调理，因此要特别注意其饮食药物。以下几篇辑录了老人四时通用备疾之药，可审其所宜而用之。

---

① 气反于时：四时阴阳气候的变化违背了正常规律。
② 《经》：指《黄帝阴符经》。
③ 勤：四库本作"卷力"，《安老怀劲书》作"倦"。
④ 遐算：指延长寿命。遐，远，此指长久、久远。
⑤ 五行休王之气：指四时五行的气候变化规律。

四时通用男女老人方

治老人风热上攻，头旋运闷，喜卧，怔悸，起即欲倒，背急身强，**旋覆花散**<small>女人通用</small>：

旋覆花<small>半两</small>① 前胡<small>一两</small> 麦门冬<small>一两，去心</small> 蔓荆子<small>半两</small> 白术<small>三分</small> 枳壳<small>三分</small>②<small>，去穰麸炒</small>③ 甘菊花<small>三分</small> 半夏<small>半两，姜汁煮</small> 防风<small>半两</small> 大黄<small>虚人者用石膏</small> 独活<small>半两</small> 甘草<small>半两</small>

上为末，每服三钱，水一中盏，入姜半分，同煎至六分，去滓温服，不计时候。

老人补壮筋骨，治风走痓疼痛，并风气上攻下痓，**羌活丸**：

羌活 牛膝<small>酒浴</small>④<small>过，焙干</small> 川练子⑤ 白附子 舶上茴香 黄芪<small>去皮，剉</small> 青盐 巴戟<small>去心</small> 黑附子<small>炮裂</small>⑥<small>，去皮脐</small> 沙苑白蒺藜

上件等分，一处捣罗为末，酒煮面糊为丸，如梧桐子大。每服十丸，空心，临卧盐汤下。看老少，加减服。

老人和脾胃气，进饮食，止痰逆，疗腹痛气，调中，**木香人参散**<small>男子女人通用方</small>：

木香<small>半两</small> 人参<small>去芦头，半两</small> 茯苓<small>去黑皮，一分</small> 白术<small>半两，微炒</small> 肉

---

① 两：古代计量单位，1两约30g。
② 分：古代计量单位，1分约0.3g。
③ 麸炒：传统中药炮制法之一，属于炒法，是将净制或切制后的药物用麦麸熏炒的炮制方法，又称麦麸炒、麸皮炒。麸炒法常用于补脾胃或作用强烈、有腥臭气味的药物。
④ 酒浴：传统中药炮制法之一，属于净制法，系将净制或切制后的药物置适宜容器内，加入多量的酒，略洗后随即捞出，或用原液反复清洗的炮制方法。具有净制、缓性、增效等作用。
⑤ 川练子：即川楝子，下同。
⑥ 炮裂：传统中药炮制法之一，属于炮法，将药物直接置炭火灰或受热的容器或辅料中，加热至发泡鼓起，表皮焦黑并出现裂纹。多用于炮制乌头、附子、天雄等药物。

豆蔻去皮，一分　枇杷叶去毛，一分　厚朴去粗皮，用姜汁制　丁香半两　藿香叶一分　甘草半两，炙　干姜半两，炮　陈皮半两，汤浸去瓤

上件一十二味，修事了，秤分两，捣罗为末。每服二钱，水一盏，入生姜钱一片、枣二枚，同煎至六分，去滓温服。此药老人常服合吃。

老人和脾胃气，治胸膈痞闷，心腹刺痛，不思饮食，**枳壳木香散**男子女人通用此方：

木香一两　神曲杵末，炒，四两　京三棱四两，炮　青橘皮去瓤，三两　甘草三两，炮　益智去皮，三两　白芷一两　桂心三两　莪术三两，炮　白术微炒，二两　枳壳麸炒，炮

上件药，捣罗为末。每服二钱，水一盏，入生姜、盐各少许，同煎至七分，并滓热服。

解老人四时伤寒。**四顺散**男子女人通用此方：

麻黄去节　杏仁去皮　甘草炙　荆芥穗以上各等分

上同杵为末，每服一钱，入盐汤点热服。

治老人心脾积热，或流疰①，脚膝疼痛，**黄芪散**男子女人通用：

黄芪　赤芍药　牡丹皮　香白芷　沙参　甘草炙　肉桂去皮　柴胡去苗　当归洗后炙

上件等分，捣罗为末。每服二钱，水一盏，姜三片，煎至五分，日进二服。春、冬每煎时，入蜜蒸瓜蒌煎半匙。忌黏食、炙煿等物。

橘皮煮散　益元气，和脾胃，治伤寒。此名**不换金散**。但心腹诸疾，并用疗之男子女人通用。

橘皮去瓤，秤一两用　人参　茯苓　白术各一两　木香一分　干姜炮　官桂半两，去皮秤　槟榔一两，鸡心者用　草豆蔻二个，去皮　半夏一分，麸炒

---

①　流疰：指毒邪流走不定，注无定处，变生于较深部组织的一类化脓性病症。

厚朴半两，入姜一分，同杵碎，炒干　　枳壳半两，去穰麸炒　　诃黎勒五个，煨熟去核

甘草半两，炮

上件，捣罗为末。每服一大钱，水一盏，姜、枣同煎至七分，热吃，不问食前食后并宜服，忌如常。

治老人脏腑冷热不调，里急后重①，阑门不和②。**香白芷散**男子女人通用：

当归三钱，洗　　香白芷三钱，洗　　茯苓三钱，去皮　　枳壳三钱，麸炒　　木香一钱

上件为末。每服一钱。水半盏，生姜少许，同煎至四分，温服。

治老人大小便不通，**匀气散**通用：

生姜半两　　葱一茎，和根、叶、泥用　　盐一捻　　豉三十粒

上件四味捣烂，安脐中，良久便通。

治老人小便不通。**地龙膏**：

白项地龙　　茴香用时看多少

上件杵汁，倾于脐内，自然便通。

治老人脚膝疼痛，不能履地，**七圣散**：

杜仲　　续断　　萆薢　　防风　　独活　　牛膝酒浸一宿　　甘草以上各一两

上件为末，每服二钱，酒调下。

治老人脾胃一切病，**温白丸**，兼治脾不承受，吐逆，泻痢，及宿食不消方通用：

半夏二两，汤洗，姜汁浸　　白术一两，炮　　丁香一分

上件为末。用生姜自然汁，和飞面为糊，搜和前药末为圆，如梧桐子大。浓煎生姜汤下十圆，空心服。如腹痛并呕逆，食后服。

---

① 里急后重：中医病症名，表现为腹痛窘迫，时时欲泻，肛门重坠，便出不爽。

② 阑门不和：指小肠受盛和大肠传化功能异常，肠道功能紊乱，表现为腹胀、腹泻、便秘等症状。阑门，中医指大小肠衔接的部位。

藁本散 治妇人血气，丈夫筋骨风，四肢软弱，及卒中急风，并寸白虫，但常服并皆攻治，或要出汗，解伤寒，汤使如后此方是孟相公进过。

藁本 牛膝酒浸一宿，焙干 当归 麻黄去节，以上各一两 羌活 独活 防风 肉桂去粗皮秤 芍药 菊花 续断 五加皮 芎藭① 甘草 赤箭 枳壳麸炒，去瓤，以上各半两 黑附子大者一个，炮制，去皮脐 细辛一分，去叶秤

上件药一十八味，并须州土好者。使水洗过，细剉焙干，捣罗为末。空心温酒下二钱。如不饮酒，薄荷汤下。发汗解伤寒热，葱白酒下二钱，并服三五服为妙。

治老人风冷展筋骨**续断散**方：

续断一两 牛膝二两 芎藭一两 木瓜二两

上为细末，空心时，温酒调下一大钱。

坠痰化涎，和脾胃，**人参半夏丸**：

半夏一两，生姜四两取汁，先以汤洗半夏七遍，浸三日后，于日内煎干，切作饼子，焙干 白矾一两 人参一两 茯苓一两，去皮

上为末，以蒸饼水浸过，却用纸裹，煨熟为丸，如绿豆大。每日空心夜卧，用淡生姜汤下十五丸。开胃口，姜枣汤下。风涎，用皂角一条、姜三片、萝卜三片，同煎汤下。

治老人，暖食药，**丁香丸**，消食，治一切气闷，止醋心②，腹胀，利胸膈，逐积滞方男子妇人通用。

大乌梅一个，须是有裙襕者 巴豆一个，新肥者和皮用 香墨③末，炒，半钱 拣丁香五个，须是新者用 胡椒五粒，须是黑者 干漆末，炒半钱，先炒为末 桂

---

① 芎藭：即川芎。
② 醋心：指胃里泛酸。
③ 香墨：用松烟和入胶汁、香料等加工而成的墨。

花末炒，半钱，香墨、干漆、桂花三味研入

上为末，用马尾罗子罗过，用醋面糊为剂，臼中杵令匀，如绿豆大。温酒下五丸至七丸，茶下亦得，或入蜡茶末抄三钱更妙。

香草散 治妇人气羸，肠寒便白，食伤积滞冷结，肠不成。温脾肺，活荣生肌，进食，益冲任二经。

蔄茹　桔梗　白芷　当归　地榆　芍药　槟榔　白豆蔻各半两　麝香一钱

上为末，每服二钱，水一盏，姜、枣同煎，至数沸，通口食前，日进三服。

香枳汤 治老人大肠秘涩，调风顺气男子妇人通用。

枳壳去瓤，麸炒　防风各一两　甘草半两，炙

上为末，每服二钱，百沸汤①点服，空心，食前各一服。

治妇人男子久积虚败，壮元补血，健胃暖脾，止痰逆，消饮食，北亭②丸：

北亭二两，去除砂石　阿魏半两，同硇砂研令细，醋化去沙石　川当归净洗去苗梢用　厚朴去皮，姜汁炙令黄色　陈橘皮去瓤用红　官桂去皮秤　干姜炮　甘草炙　川芎　胡椒拣好者　硇砂去皮用　大附子炮，去皮脐，以上各秤四两　茯苓二两　青盐二两，与硇砂、阿魏同醋研，去沙土　白术米泔水浸一宿，切作片子，焙干　五味子一两半，去沙土用之

上件，依法修事为末，将硇砂、阿魏、醋入面，看多少同煎稀糊，下药，更炼好蜜，同搜和拌匀，再入臼中，杵千百下，丸如酸枣大。每服一丸。空心，盐汤、茶、酒任下，嚼破。女人一切病患并宜服此。

---

① 百沸汤：久沸的水。
② 北亭：又作"北庭"，是北庭砂的略称。

治老人一切风，**乌犀丸**：

天麻二两　地榆一两　玄参一两　川乌头一两，炮制去皮　龙脑薄荷四两　藿香叶一两　皂角一挺，不蛀者，烧红入水中浸之　龙脑少许　麝香少许

上为末，炼蜜为膏，如皂子大。每服一丸，嚼吃。小儿半丸。已下，薄荷、茶酒调下。

镇心丸　养老人心气，令不健忘，聪耳明目方。

辰砂一两　桂一两　远志去心　人参以上各一两　茯苓二两　麦门冬去心　石菖蒲　干地黄各一两半

以上，除辰砂，并为末，合匀。

上炼蜜为丸，如桐子大。空心，薄荷酒吞下十丸至十五丸。留少朱砂为衣，益心气，养神，宜常服。

治老人脾肺客热，上焦滞痰，凉心、润肺、消壅，**枇杷叶散**王昉进，男子女人通用：

枇杷叶炙，去毛　人参　茯苓　白术　羌活　黄芪各一两　甘草炙　半夏汤洗去滑，切破焙干，各半两

上为末，每服二钱，水一盏，入生姜、薄荷，煎至七分。食后，临卧温服。

羌活散　治老人耳聋眼暗，头项腰背疼痛，浑身疮癣。此乃肾脏风所攻也。

羌活　枳壳麸炒，去穰　半夏浸汤七遍　甘草炙　大腹子　防风　桑白皮各等分

上为粗末，每服二钱，水一盏，生姜煎至七分，温服。早辰、日午时、临卧各一服。

搜风顺气，治老人百疾，**七圣丸**男子女人通用：

槟榔　木香　川芎　羌活　桂心各一两　郁李仁一两，去皮尖，炒令黄色　大黄一两，一分炒

上为末，炼蜜为丸，桐子大。不计时候，温酒下七丸。要利动，即加七丸。淡姜汤下亦得。

【点评】本篇记载了四时通用男女老人日常所用方药。综观全篇方药，以风药、温热药、壮骨药、化痰药、化食药、理气药、补气药为主。老人气血亏虚，筋骨痿弱，脾胃虚弱，多发周身疼痛、四肢软弱、脾胃气滞、痰逆腹痛、大小便不利等老年性疾病。因此以风药、温热药、壮骨药，如羌活、独活、川芎、麻黄、附子、牛膝、续断等配合，活血，强腰膝；以化痰药、化食药、理气药，如半夏、橘皮、枳壳、茯苓、生姜、丁香、巴豆等配合，理气化痰，行气止痛，利尿通便。此外，老人气血虚衰，亦适当加用补气养血之药，如黄芪、白术、人参、甘草、当归、白芍等。

春时摄养第九

春属木，主发生①，宜戒杀，茂于恩惠以顺生气。春，肝气王，肝属木，其味酸，木能胜土。土属脾主甘，当春之时，其饮食之味，宜减酸益甘，以养脾气。肝气盛者，调嘘气②以利之。顺之则安，逆之则少阳不生，肝气内变。

春时阳气初升，万物萌发，正二月间，乍寒乍热。高年之人，多

---

① 发生：即是阳气生发，万物复苏，生命萌发。
② 嘘气：六字诀之一。六字诀是在呼气的同时口念嘘、呵、呼、呬、吹、嘻六字读音来进行养生锻炼的吐纳法。

有宿疾，春气所攻，则精神昏倦，宿患发动①。又复经冬已来，拥炉熏衾，暗炙饮热，至春成积，多所发泄，致体热头昏，膈壅涎嗽，四肢劳倦，腰脚不任，皆冬所发之疾也，常宜体候。若稍利，恐伤脏腑。别主②和气凉膈化痰之药消解；或只选食治方中性稍凉、利饮食，调停与进，自然通畅。

若别无疾状，不须服药，常择和暖日，引侍尊亲于园亭楼阁虚敞之处，使放意登眺，用摅滞怀③，以畅生气。时寻花木游赏，以快其意，不令孤坐独眠，自生郁闷。春时若亲朋请召，老人意欲从欢，任自遨游。常令嫡亲侍从。惟酒不可过饮；春时人家多造冷馔、米食等，不令下与；如水团兼粽，黏冷肥僻之物，多伤脾胃，难得消化，大不益老人，切宜看承。春时遇天气燠暖，不可顿减绵衣，缘老人气弱骨疏，怯风，冷易伤肌体。但多穿夹衣，遇暖之时一重渐减一重，即不致暴伤也。今具春时汤药如后。

春时用诸药方

治老人春时多昏倦，**细辛散**，明目，和脾胃，除风气，去痰涎。
男子女人通用：

细辛一两，去土　芎二两　甘草半两，炙

上为末。每服一大钱，以水一盏，煎至六分，热呷，可常服。

治老人春时热毒，风攻颈项，头痛面肿，及风毒眼涩，**菊花散**：

菊花　前胡　旋覆花　芍药　玄参　苦参　防风各等分

上为末。食后临卧，用温酒调下三钱。不饮酒，用米饮调下

① 发动：发作。
② 主：四库本作"生"。
③ 用摅(shū 舒)滞怀：用以抒发积滞的情感。

亦得。

治老人春时头目不利，昏昏如醉，壮热头疼，有似伤寒，**惺惺丸**通用：

枯梗　细辛　人参　甘草　茯苓　瓜蒌根　白术各一两

上为末，炼蜜为丸，如弹子大。每服一丸，温水化破。治头痛，药入口，当下便惺惺。

治老人春时，多偏正头疼，**神效方**通用：

旋覆花一两，焙　白僵蚕一两，炒　石膏一分，细研

上件为末，以葱煨熟，和根同杵为丸，桐子大。急痛，用葱茶下二丸。慢痛，不过二服。

治老人春时胸膈不利，或时满闷①，**坠痰饮子**：

半夏不计多少，用汤洗十遍，为末　生姜一大块　枣七枚

上二味，以水二盏，药末二钱，慢火煎至七分，临卧时，去生姜频服。

老人春时，宜吃**延年草**，进食顺气御药院常合进，通用：

青橘皮四两，浸洗，去穰　甘草二两，为细末　盐二两半，炒

上三味，先洗浸橘皮，去苦水，微焙，入甘草同焙干，后入盐。每早晨嚼三两叶子，通滞气大好。

治老人春时诸般眼疾发动，**黄芪散**，兼治口鼻生疮：

黄芪　川芎　防风　甘草　白蒺藜略炒，杵去尖，出火毒。以上各一两
甘菊花三分，不得用新菊

上净洗晒干，勿更近火，捣为末。每服二钱，早晨空心、日午、临卧各一服，干咽或米饮调下。暴赤风毒，泪昏涩痛痒等眼，只三服。三两日永效。内外障服，久服方退。忌房室、毒物、火上食。凡

————————

①　闷：原作"问"，据四库本改。

患眼，切不得头上针络出血，及服皂角、牵牛等药，取一时之快，并大损眼。

治老人春时，胸膈不利，痰壅气噎，及咽喉诸疾，**黍粘汤方**：

黍粘子三两，炒令香熟　甘草半两，炙

上为末，捣罗细末。每服一钱。食后、临卧，如常点之①。

【点评】本篇记载了春时摄养的基本法则和春时所用方药。饮食上春时宜减酸增甘，逐渐清淡；老人多有宿疾，春主生发，故易引发宿疾，往往导致痰涎壅膈，气机不利，此时宜用和气化痰凉膈药，或只选用稍凉的食治方调理；情志上宜常游园玩赏，抒发情怀。此外，不可骤减衣物。篇中所载诸方，有治眼疾方、治头痛方、治痰方、治春时时气方。春时主生发，气血向外向上布散，容易引发眼疾、头痛和宿痰等疾，可斟酌用之。

夏时摄养第十

夏属火，主于长养。夏，心气王，心主火，味属苦，火能克金。金属肺，肺主辛，其饮食之味，当夏之时，宜减苦增辛，以养肺气。心气盛者，调呵气以疏之。顺之则安，逆之则太阳不长，心气内洞②。

盛夏之月，最难治摄。阴气内伏，暑毒外蒸，纵意当风，任性食冷，故人多暴泄③之患。惟是老人尤宜保护。若檐下过道，穿隙破窗，皆不可纳凉。此为贼风，中人暴毒。宜居虚堂净室，水次木阴，

---

① 如常点之：如平常用开水冲泡服之。
② 心气内洞：心气内虚。
③ 暴泄：又称暴注，指突然剧烈腹泻。

洁净之处，自有清凉。

每日凌晨，进温平顺气汤散一服。饮食温软，不令太饱，畏日长永，但时复进之。渴宜饮粟米温饮、豆蔻熟水。生冷肥腻，尤宜减之。缘老人气弱，当夏之时，纳阴在内，以阴弱之腹，当冷肥之物，则多成滑泄，一伤正气，卒难补复，切宜慎之。若须要食瓜果之类，量虚实，少为进之。缘老人思食之物，若有违阻，意便不乐。但随意与之，才食之际，以方便之言解之，往往知味便休，不逆其意，自无所损。

若是气弱老人，夏至以后，宜服不燥热、平补肾气暖药三二十服，以助元气，若苁蓉丸、八味丸之类。

宜往洁雅寺院中，择虚敞处，以其所好之物悦之。若要寝息，但任其意，不可令久眠。但时时令歇，久则神昏，直①召年高相协之人，日陪闲话，论往昔之事，自然喜悦，忘其暑毒，细汤名茶，时为进之，晚凉方归。谨选夏时汤药如后。

夏时用药诸方

治老人夏多冷气发动，胸膈气滞噎塞，脾胃不和，不思饮食，**豆蔻散**：

草豆蔻四两，以姜四两炒，香黄为度，和姜用　大麦蘖子十两，炒黄　神曲四两，炒黄　杏仁四两，去尖，炒熟　甘草四两，炙　干姜二两，炮制

上为末。每服一钱，如茶点之，不计时候服。

治老人，夏月宜服，平补下元，明目，**苁蓉丸**：

苁蓉四两　巴戟二两　菊花二两　枸杞子二两

---

① 直：连续不断。

上为末，炼蜜为丸，桐子大。每服，盐汤下二十丸。

治老人夏月暴发腹痛及泄泻，**木香丸**：

轻好全干蝎二十个，每个擘三两段子，于慢火上炒。令黄熟　拣好胡椒三百粒，生　木香一分

上件同药捣为末，湿纸裹烧，粟米饭为丸，如绿豆大。如患腹痛，每服十五丸，煎灯心、陈橘皮，生姜汤下。大便不调及泄泻，每服十五丸，煎陈橘皮汤下。

治老人夏月脾胃忽生冷气，心腹胀满疼闷，泄泻不止，**诃子散**：

诃子皮五个　大腹五个，去皮　甘草半两，炙　白术半两，微炒　草豆蔻十四个，用面裹，烧令面熟黄，去面，并皮用　人参去芦头，半两

上为末。每服二钱，水一盏，入生姜少许，枣二个，同煎至六分，去滓温服。

治老人夏月因食冷，气积滞，或心腹疼痛等，宜常服：

京三棱三两，湿纸裹，煨熟透，别杵　蓬莪术二两，同上　乌药二两　益智去皮，二两　甘草三两，炙　陈橘皮二两，如乌药①，用厚朴亦得

上为末。每服入盐点之，不计时候，一钱。

治老人，夏月宜服，**三圣丸**，祛逐风冷气。进食和胃，去痰滞、腰膝冷痛：

威灵仙净洗去土，拣择焙干，秤五两　干姜二两，炮制　乌头二两，炮制，去皮脐，秤

上件为末，煮枣肉为丸，如梧子大。每服十五丸至二十丸，温姜汤下。

治老人，夏月宜服平补**楮实丸方**，驻颜壮筋骨，补益元脏，疗积冷虚乏，一切气疾，暖胃进酒食，久服令人轻健。此神效方。

---

①　如乌药：疑脱"无"字，当作"如无乌药"。

楮实半斤，轻杵去白及膜，拣择净，微微炒　鹿茸四两，茄子茸为上，其次亦得，净瓦上炙，令黄色；如无，则鹿角屑代之亦妙　大附子四两，炮，去皮脐，出火毒　怀州牛膝四两，去芦头，酒浸二宿，焙　紫巴戟四两，洗去心　金钗石斛四两，去根，拣净，细细切之　川干姜二两，炮制，急于新水内净过　肉桂二两，去粗皮

上件，八味为末。楮实子一味，用砂盆别研二日，令烂细后，旋入前药末同研，拌令细匀，入煮枣肉同研拌得所，方入铁臼，杵二千下，丸如桐子大。每服三十丸，温酒下。忌牛肉、豉汁。

治老人百疾，常服**四顺汤**：

神曲四两，入生姜四两去皮，一处作饼子，焙干　甘草一两半，炙黄　草豆蔻一两半，先炮熟，去皮，细剉用　大麦蘖子二两，炒香熟

上件为末，盐点之，一钱。

妇人年老，夏月平补血海，活血去风，**五倍丸**：

五倍子二两　川芎二两，剉细　菊花二两　荆芥穗二两　旋覆花二两

上为末，蜜为丸，如桐子大。每日空心，五更、晚食后盐汤、酒下十五丸。吃至半月，日觉见渐安，手足有力，眼目鲜明，进得饮食，大旺血海。请每一日三服。若见大段安乐，一日只吃一服，尤佳。

治老人脾胃弱，不思饮食，吐泻霍乱，**理中丸**：

人参　甘草　干姜　白术各等分

上为末，炼蜜为丸，桐子大。每服十五丸，食前服。

夏月消食和气，**橘红散**：

陈橘皮一斤半，汤浸洗五七度，用净巾拭干后，用生姜五两，取自然汁，拌橘皮令匀，淹一宿，焙干，秤一斤　肉豆蔻半两　甘草五两

上，先将甘草寸截，用白盐五两，一处同炒，候盐红色、甘草赤色为度，一处为末，如茶点之。

夏月平胃，补老人元脏虚弱，腑气不顺，壮筋骨，益颜容，固精

髓，八仙丸：

泽泻三两　　茯苓二两，去粗皮　　牡丹三两　　官桂二两　　附子三两，炮，去皮脐　　生干地黄八两，洗干，杵　　山茱萸四两　　干薯药四两，微炒炙

上，事持了，焙干，惟桂不焙，为末，炼蜜为丸，如桐子大。每日空心，温酒或盐汤下三十丸。

【点评】本篇记载了夏时摄养的基本法则和夏时所用方药。当夏之时，人体伏阴在内，脾胃相对虚弱，尤其老人更甚，因此生冷肥腻宜减之，多进温软熟食，宜减苦增辛；阴气内伏，尤当注意不可贪凉，在虚敞之室静心安坐自会凉爽舒适。此外，老人年事已高，需人陪同说话解闷，可邀老年朋友一同畅谈。篇中亦记载了夏月老人脾胃虚冷，不思饮食之方，如豆蔻散、木香丸、理中丸等，用药多温里、行气、化食，如豆蔻、木香、干姜、白术、神曲等。

秋时摄养第十一

秋属金，主于萧杀。秋，肺气旺。肺属金，味属辛，金能克木。木属肝，肝主酸。当秋之时，其饮食之味，宜减辛增酸，以养肝气。肺气盛者，调咽气以泄之。顺之则安，逆之则太阴不收，肺气焦满。

秋时凄风惨雨，草木黄落。高年之人，身虽老弱，心亦如壮。秋时思念往昔亲朋，动多伤感。季秋①之后，水冷草枯，多发宿患。此时人子最宜承奉，晨昏体悉，举止看详。若颜色不乐，便须多方诱

---

① 季秋：农历九月。古代把1年12个月分为孟春、仲春、季春，孟夏、仲夏、季夏，孟秋、仲秋、季秋，孟冬、仲冬、季冬。1个季节包括3个月，依次取名为"孟""仲""季"。

说，使役其心神，则忘其秋思。其新登五谷，不宜与食，动人宿疾。若素知宿患，秋终多发，或痰涎喘嗽，或风眩痹癖①，或秘泄劳倦，或寒热进退。计其所发之疾，预于未发以前，择其中和应病之药，预与服食，止其欲发。今布秋时汤药如后。

秋时用药诸方

治老人一切泻痢，**七宝丹**。此药，如久患泻痢，诸药疗不差者，服此药无不差。若老人反脾泄滑②，大宜服此药。

附子炮　当归　陈橘皮　干姜以上各一两　吴茱萸　厚朴以姜汁炙
南椒以上三味，各半两　舶上硫黄③一两

上件七味，细剉，以慢火焙过，捣罗为末，与硫黄末同拌匀一处，煎米醋和作两剂，却以白面半斤，和令得所，亦令分作两剂。用裹药，如烧饼法，用文武火煨，令面熟为度。去却面，于臼中捣三百下，丸如桐子大。如患诸般泻痢，以米汤下二十丸，空心日午服。如患气痛及宿食不消，以姜盐汤下二十丸，空心日午服。如患气痛及宿冷并无忌。此方如神如圣，其效无及。

治老人乘秋。脏腑虚冷，滑泄不定，**摄脾丸**：

木香　诃子炮去核　厚朴生姜汁，炙　五倍子　白术各等分

上为末，用烧粟米饭为丸，桐子大。每服十丸，米饮送下。

治老人秋肺壅滞，涎嗽间作，胃脘痰滞，塞闷不快，**威灵仙丸**：

---

①　风眩痹癖：指一系列由风、寒、湿等导致的病症。风眩，因风邪导致的眩晕；痹，由风、寒、湿引起的肢体疼痛麻木；癖，指痞块生于两胁。

②　反脾泄滑：即脾泻，指饮食或寒湿伤脾导致脾虚泄泻，症见腹满胀、泄注、食即呕吐。

③　舶上硫黄：海外进口硫黄，又称舶硫、舶硫黄、白硫黄。

干薄荷<small>取末，一两</small>　皂角<small>一斤，不蛀肥者，以河水浸洗，去黑皮，用银石器内，</small><small>用河水软揉，去滓，绢滤去渣，熬成膏</small>　威灵仙<small>洗择去土，焙干为末，四两</small>

上入前膏搜丸，如桐子大。每服三十丸，临卧生姜汤吞下。

治老人脾脏泄泻，中心气不和，精神倦怠，不思饮食，**神授高青丸**：

高良姜　青木香<small>各一两</small>

上二味为末，煮枣肉为丸，桐子大。干姜汤下，十五丸至二十丸。

治老人秋后多发嗽，远年一切嗽疾，并劳嗽痰壅，**保救丹**：

蛤蚧<small>一个，如是丈夫患，取腰前一截雄者用之①。女人患，取雌者腰后一截用之</small>　不蛀皂角<small>二挺，涂酥炙，去黑皮并子</small>　干地黄<small>一分，熟蒸如饧</small>　五味子<small>一分</small>　杏仁<small>一分，去皮尖，用童子小便浸一伏时，入蜜炒黄色</small>　半夏<small>一分，浆水②煮三七遍</small>　丁香<small>少许</small>

上为末，炼蜜为丸，如桐子大。每日食前，一服五丸，姜汤下。

治老人膈滞，肺疾痰嗽，**生姜汤**：

杏仁<small>四两，去皮尖</small>　生姜<small>六两，去皮，细横切之</small>　甘草<small>三分</small>　桃仁<small>半两，去皮尖</small>　盐花③<small>三两</small>

上以杏仁、桃仁、姜湿纸同裹煨沙盆内，研极细后，入甘草、盐再研，洁器贮之，汤点服。

治诸般腹泻不止，及年高久泻，**健脾散**：

川乌头<small>炮，去皮脐，三分</small>　厚朴<small>去皮，姜汁制</small>　甘草<small>炙</small>　干姜<small>炮，各一两</small>

上为末。每服一钱，水三合④，生姜二片，煎至二合，热服。并进二服，立止。

---

① 取腰前一截雄者用之：疑错序，据文义及下文，当作"取雄者腰前一截用之"。
② 浆水：即酸浆水。
③ 盐花：细盐粒。
④ 合：古代计量单位，按宋制 1 合约为 70g 或 70ml。

【点评】本篇记载了秋时摄养的基本法则和秋时所用方药。秋时人们容易伤感悲秋，老人更容易思念往昔之事，因此作为子女要细心体谅，多加疏导，悦其颜色。经过夏季的酷暑，长夏的蒸热，人的脾胃之气进一步消耗，又加五谷蔬果成熟，容易多食，脾胃难免受损而至腹泻，老人应当更加注意。故本篇所载诸方大多为治疗秋季腹泻之方，如七宝丹、摄脾丸等，所用药物如干姜、吴茱萸、白术、橘皮、五倍子等，具温中、健脾、理气、涩肠止泻之功。

冬时摄养第十二

冬属水，主于敛藏。冬，肾气旺，肾属水，味属咸，水克火。火属心，心主苦。当冬之时，其饮食之味，宜减咸而增苦，以养心气。肾气盛者，调吹气以平之。顺之则安，逆之则少阴不藏，肾之水独沉。

三冬之月，最宜居处密室，温暖衾服，调其饮食，适其寒温。大寒①之日，山药酒、肉酒时进一杯，以扶衰弱，以御寒气，不可轻出，触冒寒风。缘老人血气虚怯，真阳气少，若感寒邪，便成疾患，多为嗽、吐逆、麻痹、昏眩之疾。炙煿②煎炉之物，尤宜少食。冬月阳气在内，阴气在外，池沼之中，冰坚如石，地裂横堰，寒从下起，人亦如是。故盛冬月，人多患膈气满急之疾，老人多有上热下冷之患。如冬月阳气在内，虚阳上攻，若食炙煿燥热之物，故多有壅噎、痰嗽、眼目之疾。亦不宜澡沐，阳气内蕴之时，若加汤火所逼，须出

---

① 大寒：二十四节气之一，在每年的阳历1月21日左右。

② 炙煿：唐本、万历本、四库本均作"冬燥"。

大汗。高年人阳气发泄，骨肉疏薄，易于伤动，多感外疾。惟早眠晚起，以避霜威。晨朝宜饮少醇酒，然后进粥。临卧，宜服微凉膈化痰药一服。今列冬时汤药如后。

冬时用药诸方

治老人大肠风燥气秘，**陈橘丸**。霍大使与冯尚药同定此方。

陈橘皮去瓤，一两　槟榔细剉，半两　木香一分　羌活去芦头，半两　防风去芦头，半两　青皮去瓤，半两　枳壳麸炒，去瓤，半两　不蛀皂角两挺，去黑皮，酥炙黄　郁李仁一两，去皮尖，炒黄　牵牛微炒，杵细，罗取末，二两

上为末。郁李仁、牵牛同研拌匀，炼蜜为丸，桐子大。每服二十丸，食前用姜汤下。未利，渐加三十丸，以利为度。

老人有热，壅滞不快，大肠时秘结，诸热毒生疮，**搜风顺气牵牛丸**：

牵牛二两，饭甑①蒸过　木通一两　青橘皮一两，去瓤　桑白皮一两　赤芍药一两　木香半两

上为末，炼蜜为丸，如桐子大。每服十五丸至二十丸。丈夫酒下；妇人血气，醋汤下。

解老人热秘方：

大附子一个，烧留性②，研为末，每服一钱，热酒调下。

【点评】本篇记载了冬时摄养的基本法则和冬时所用方药。老人年老骨弱，尤当注意防寒保暖，如大寒之日可进山药酒、肉

---

① 饭甑：古代蒸饭的器具。

② 烧留性：又名烧存性，中药炮制方法之一。把药烧至外部焦黑，里面焦黄为度，使药物表面炭化，但里面还能尝出原有的性味。

酒。此外，不可多沐浴。老人骨肉疏薄，沐浴后容易感受风寒，若沐浴一定要水温适宜，不可大汗出而冒风。篇中所载数方为冬时肠风秘结之方，概冬时多进补，饮食多荤腥，脾胃虚弱之人容易大肠秘结，运化失司，老人更应当注意。本篇所载诸方均为疏解秘结之方，如陈橘丸、牵牛丸、解老人热秘方等，所用药物如陈皮、木香、牵牛等具行气、导泻而解大便秘结之功。

食治养老序第十三

昔圣人诠置药石疗诸疾病者，以其五脏本于五行。五行有相生胜之理也；荣卫本于阴阳，阴阳有逆顺之理也。故万物皆禀阴阳五行而生，有五色焉，有五味焉，有寒热焉，有良毒焉。人取其色、味、冷、热、良、毒之性，归之五行，处以为药，以治诸疾。顺五行之气者，以相生之物为药以养之；逆五行之气者，以相胜之物为药以攻之。或泻母以利子，或益子以补母，此用药之奇法也。

《经》①曰：天地，万物之盗②。人，万物之盗。人所以盗万物为资养之法。其水陆之物为饮食者不啻千品。其五色、五味、冷热、补泻之性，亦皆禀于阴阳五行，与药无殊。大体用药之法，以冷治热，以热治冷，实则泻之，虚则补之，此用药之大要也。人若能知其食性，调而用之，则倍胜于药也。缘老人之性，皆厌于药而喜于食，以食治疾胜于用药。况是老人之疾，慎于吐利，尤宜用食以治之。凡老人有患，宜先以食治，食治未愈，然后命药，此养老人之大法也。是以善

---

① 《经》：指《黄帝阴符经》。
② 天地，万物之盗：万物摄取天地阴阳之气而生。

治病者，不如善慎疾；善治药者，不如善治食。今以《食医心镜》《食疗本草》《诠食要法》《诸家治馔》洎①《太平圣惠方》食治诸法，类成养老食治方。各开门目，用治诸疾，具列于下。为人子者，宜留意焉。

【点评】本篇论述了饮食调养对老年人养生的重要意义，认为饮食调养和药物治疗的原理相同，都是根据人体脏腑气血、五行阴阳的盛衰进行针对性的补益或攻克，但饮食在安全性和口味上远胜药物，因此老人"以食治疾，胜于用药"；进而提出奉养老人总的法则是"凡老人有患，宜先以食治，食治未愈，然后命药"。为了帮助老年人更好地"食治养老"，陈直特从《食医心镜》《食疗本草》等养生经典中摘录诸食治方，分类整理，详细列于下文。

食治老人诸疾方第十四

食治养老益气方	食治眼目方
食治耳聋耳鸣方	食治五劳七伤方
食治虚损羸瘦方	食治脾胃气弱方
食治泻痢方	食治渴热方
食治水气方	食治喘嗽方
食治脚气方	食治腰脚疼痛方
食治诸淋方	食治噎塞方
食治冷气方	食治诸痔方
食治诸风方	

---

① 洎（jì 即）：到，及。

食治养老益气方

食治老人补虚益气，**牛乳方**：

牛乳_{五升}① 荜拔末_{一两}

上件药入银器内，以水三升，和乳合。煎取三升，后入瓷合中，每于食前暖一小盏服之。

食治老人补虚赢乏气力，**法制猪肚方**：

猳猪肚_一②_{枚，洗如食法} 人参_{半两，去芦头} 干姜_{二钱，炮制，剉} 椒_{二钱，去目，不开口者，微炒去汗} 葱白_{七茎，去须，切} 糯米_二③_合

上件捣为末，入米合和相得，入猪肚内缝合，勿令泄气。以水五升，于铛内微火煮令烂熟，空心服，放温服之。次，暖酒一中盏饮之。

老人益气**牛乳方**：

牛乳最宜老人，平补血脉，益心，长肌肉。令人身体康强润泽，面目光悦，志不衰。故为人子者，常须供之，以为常食。或为乳饼，或作断乳等，恒使恣意充足为度，此物胜肉远矣。

食治老人养老，以药水饮牛，**取乳服食方**：

钟乳_{一斤，上好者，细研} 人参_{三两，去芦头} 甘草_{五两，炙微赤，剉} 干地黄_{三两} 黄芪_{三两，剉} 杜仲_{三两，去皱皮用} 肉苁蓉_{六两} 白茯苓_{五两} 麦门冬_{四两，去心} 薯蓣_{六两} 石斛_{二两，去根，剉}

上药为末。以水三斗④，先煮粟米七升为粥，放盆内，用药一两

---

① 升：古代计量单位，按宋制1升为10合。
② 一：唐本作"二"。
③ 二：万历本、四库本、瓶花本均作"三"。
④ 斗：古代计量单位，1斗为10升。

搅令匀，少和冷水，与渴牛饮之令足，不足更饮之一日。饮时患渴，不饮清水。平旦取牛乳服之，生熟任意。牛须三岁以上，七岁以下，纯黄色者为上，余色为下。其乳常令犊子饮之。若犊子不饮者，其乳动气，不堪服也。慎禁猪鱼、生冷陈臭。其乳牛清洁养之，洗刷饮饲须如法，用心看之。

食治老人频遭重病，虚羸不可平复，宜服此**枸杞煎方**：

生枸杞根_{细剉一斗，以水五斗，煮取一斗五升澄清}　白羊脊骨_{一具，剉碎}

上件药，以微火煎取五升，去滓，取入瓷合中。每服一合，与酒一小盏合暖，每于食前温服。

食治老人补五劳七伤虚损法，**煮羊头方**：

白羊头蹄_{一副，头蹄须用草火烧令黄色，刮去灰尘}　胡椒_{半两}　荜拨_{半两}

干姜_{半两}　葱白_{切半升}　豉_{半斤}

上件药，先以水煮①头蹄半熟，内药更煮令烂，去骨，空腹适性食之。日食一具，满七具即止。禁生冷、醋、滑、五辛②、陈臭、猪、鸡等七日。

治老人大虚羸困极，宜服**煎猪肪方**：

猪肪_{不中水者，半斤}

上入葱白一茎于铫③内，煎令葱黄即止。候冷暖如身体，空腹频服之令尽，暖盖覆卧至日晡后，乃白粥调糜。过三日后，宜服羊肝羹。

羊肝羹方：

羊肝_{一具，去筋膜，细切}　羊脊膂肉④_{二条，细切}　曲末_{半两}　枸杞根_五

---

①　煮：此下唐本有"羊"字。
②　五辛：5 种有辛味的蔬菜，佛家指蒜、葱、兴渠、韭、薤。
③　铫（diào 掉）：煎药或烧水用的器具。
④　羊脊膂肉：羊脊骨两旁的肉。

斤，剉，以水一斗五升，煮取四升，去滓

上用枸杞汁煮前羊肝等，令烂。入豉一小盏，葱白七茎切，以五味调和作羹，空腹食之。后三日，慎食如上法。

食治老人补虚劳，**油面馎饦**①方：

生胡麻油—斤　　浙粳米泔清②—斤

上二味，以微火煎尽泔清乃止，出贮之。取合盐汤二合，将和面作馎饦，煮令熟，入五味食之。

【点评】此篇记载奉养老人益气食疗方。老人多气虚乏力，因此可以通过食疗的方法补虚益气。牛乳，养心肺，补虚弱，平补血脉，最宜老人；枸杞根，清虚热，退骨蒸，《神农本草经》云其"久服坚筋骨，轻身不老"；羊肝，养血，补肝，明目。文中所记载诸方，如牛乳方、羊肝羹方等可以常吃，以补益气血。

食治眼目方

食治老人肝脏虚弱，远视无力，补肝，**猪肝羹方**：

猪肝—具，细切，去筋膜　　葱白—握，去须，切　　鸡子二枚

上以豉汁中，煮作羹。临熟，打破鸡子，投在内食之。

又方：

青羊肝—具，细切，水煮熟，漉干

上以盐酱醋和食之，立效。

又方：

葱子半斤，炒熟

---

① 馎饦：即现在的煮面片。
② 浙粳米泔清：粳米第2遍淘洗的米泔水。

上为末，每服一匙。以水二大盏，煎取一盏，去滓，入米煮粥食之。

食治老人青白翳。明目，除邪气，利大肠，去寒热，马齿实拌^①**葱豉粥**方：

马齿实_{一升}

上为末，每服一匙，煮葱豉粥和搅食之。马齿菜作羹粥吃，并明目极佳。

食治老人肝脏风虚，眼暗，**乌鸡肝粥**方：

乌鸡肝_{一具，细切}

上以豉和米作羹粥食之。

食治老人目暗不明，**苍耳子粥**方：

苍耳子_{半两}　粳米_{三合}

上件捣苍耳子烂，用布绞滤，以水一^②升，取汁和米煮粥食之。或作散，煎服亦佳。

食治老人热发眼赤涩痛，**栀子仁粥**方：

栀子仁_{一两}

上为末，分为四服。每服用米三合煮粥，临熟时，下栀子末一分，搅令匀，食之。

食治老人益精气，强志意，聪利耳目，**鸡头实**^③**粥**方：

鸡头实_{三合}

上煮令熟，去壳，研如膏，入粳米一合煮粥。空腹食。

治老人补中明目，利小便，**蔓菁粥**方：

蔓菁子_{二合}　粳米_{三合}

---

① 拌：原作"伴"，据四库本改。
② 一：原脱，据四库本、瓶花本补。《太平圣惠方》、经钮堂本作"二"。
③ 鸡头实：即芡实。

上捣碎，入水二大盏，绞滤取汁，着米煮粥。空心食之。

食治老人益耳目聪明，补中强志，**莲实粥**方：

莲实半两，去皮，细切　糯米三合

上先以煮莲实令熟，次入糯米作粥，候熟入莲实搅令匀，热食之。

食治老人膈上风热，头目赤①痛，目赤眈眈②，**竹叶粥**方：

竹叶五十片，净洗　　石膏三两　沙糖一两　浙粳米三合

上以水三大盏，煎石膏等二味。取二盏，去滓澄清用煮粥熟，入沙糖食之。

食治耳聋耳鸣诸方

食治老人久患耳聋，养肾脏，强骨气，**磁石猪肾羹**方：

磁石一斤，杵碎，水淘，去赤，用绵裹　　猪肾一对，去脂膜，细切

上以水五升煮磁石，取二升，去磁石，投肾调和，以葱、豉、姜、椒作羹，空腹食之，作粥及入酒并得。磁石常留起，依前法用之。

食治老人肾气虚损耳聋，**鹿肾粥**方：

鹿肾一对，去脂膜，切　粳米三合

上于豉汁中相和，煮作粥。入五味，如法调和，空腹食之。作羹及作酒并得。

食治老人五脏气壅、耳聋，**乌鸡膏粥**方：

乌鸡脂一两　粳米三合

上相和煮粥，入五味调和，空腹食之。乌鸡脂和酒饮亦佳。

---

① 赤：万历本作"肿"。
② 眈眈(huāng huāng 荒荒)：指眼目昏暗，视物不清。

食治老人耳聋不差，**鲤鱼脑髓粥**方：

鲤鱼脑髓二两　粳米三合

上煮粥，以五味调和，空腹食之。

食治老人肾脏气惫，耳聋，**猪肾粥**方：

猪肾一两，去膜，细切　葱白二茎，去须，切　　人参一分，去芦头　防风一分，去芦　粳米二合　薤白去茎，去须

上件药末，并米、葱、薤白，着水下锅中煮，候粥临熟，拨开中心，下肾，莫搅动，慢火更煮，良久，入五味。空腹服之。

【点评】上两篇记载了奉养老人明目食疗方和食治耳聋耳鸣方。老人多精亏血虚，肝肾亏损，因此易患耳目疾病，多有眼花、目暗、耳鸣、耳聋等疾患，此为生理性精血亏虚所致，若病势不急，可用猪肝羹、磁石猪肾羹、鲤鱼脑髓粥等食疗方常养之。猪肝补肝养血，唐代孙思邈《备急千金要方》云其"主明目"；鸡子滋阴补血，唐代甄权《药性论》云其"治目赤痛"；磁石聪耳明目，《名医别录》云其"养肾脏，强骨气"；鲤鱼脑髓益肾，补脑，填髓。

食治五劳七伤诸方

食治老人五劳七伤，下焦虚冷，小便遗精，宜食，**暖腰壮阳道饼子**方：

附子一两，炮制，去皮脐　神曲面三两　干姜一两，炮制，剉　桂心一两　五味子一两　肉苁蓉一两半，酒浸一宿，刮去皱皮，炙干　菟丝子一两，酒浸三日，曝干为末　羊髓二两　大枣二十枚，煮去皮核　酥①二两　蜜四两　白面一斤

---

① 酥：奶制成的酥油。

黄牛乳_{一斤半}　汉椒_{半两，去目及闭口者，微炒去汗}

上为末，入面，以酥、蜜、髓、乳相和，入枣瓤熟，搜于盆中，盖覆，勿令通风，半日久即将出。更搜令熟，捍作糊饼大，面上以筋挑之。即入炉熬①中，上下以火煿令熟。每日空腹食五枚。一方入酵和更佳。

食治老人五劳七伤，益下元，壮气海。服经月余，肌肉充盛。老、成、少年宜服食。**雌鸡粥方**：

黄雌鸡_{一只，去毛，脏腹}　肉苁蓉_{酒浸一宿，一两，刮去皱皮，切}　生薯蓣_{一两，切}　阿魏_{少许，炼过}　粳米_{二合，淘入}

上以上，先将鸡烂煮，擘骨取汁，下米及鸡、肉苁蓉等，都煮粥。入五味，空心食之。

食治五劳七伤，阳气衰弱，腰脚无力，宜食**羊肾苁蓉羹**方：

羊肾_{一对，去筋膜脂，细切}　肉苁蓉_{一两，酒浸一宿，刮去皱皮，细切}

上件药，和作羹。著葱白、盐、五味末等。一如常法，空腹服之。

食治老人五劳七伤，阳气衰弱，强益气力，**鹿肾粥**方：

鹿肾_{一对，去脂膜，细切}　肉苁蓉_{二两，酒浸一宿，刮去皮，切}　粳米_{二合}

上件药，先以水二盏，煮米作粥，欲熟，下鹿肾、苁蓉、葱。

食治老人虚损羸瘦诸方

食治老人脏腑虚损羸瘦，阳气乏弱，**雀儿粥**方：

雀儿_{五只，治如食法，细切}　粟米_{一合}　葱白_{三茎，切}

上先将雀儿炒肉，次入酒一合，煮少时，入水二大盏半，下米煮

---

①　熬：疑为"鏊"，一种烙饼用的铁制平底锅。

作粥，欲熟，下葱白、五味等，候熟，空心服之。

食治老人虚损羸瘦，下焦久冷，眼昏耳聋，**骨汁煮饼**方：

大羊尾骨一条，以水五大盏，煮取汁二大盏五分　葱白五茎，去须，切　面三两　陈橘皮一两，汤浸，去白瓤，焙　羊肉四两，细切　荆芥一握

上件药，都用骨汁煮五七沸，去滓。用汁少许，后搜面作索饼。却于汁中与羊肉煮，入五味，空腹服之。

食治老人虚损羸瘦，助阳，壮筋骨，**羊肉粥**方：

羊肉二斤　黄芪一两，生剉　人参一两，去芦头　白茯苓一两　枣五枚　粳米三合

上件药，先将肉去脂皮，取精膂肉，留四两细切，余一斤十二两，以水五大盏，并黄芪等，煎取汁三盏，去滓，入米煮粥，临熟，下切了生肉更煮，入五味调和，空心食之。

食治老人虚损羸瘦，令人肥白光泽，**鸡子索饼**①方：

白面四两　鸡子四两　白羊肉四两，炒作臛②

上件，以鸡子清搜面作索饼，于豉汁中煮令熟，入五味和臛，空腹食之。

食治老人肾气损，阴痿，固痹，风湿肢节中痛，不可持物，**石英水煮粥**方：

白石英二十两　磁石三十两，捶碎

上件药，以水二斗，器中浸，于露地安置。夜即揭盖，令得星月气。每日取水作羹粥，及煎茶汤吃皆用之。用却一升，即添一升。如此经年，诸风并差，气力强盛，颜如童子。

【点评】以上两篇记载了奉养老人食治五劳七伤和虚损羸瘦

① 索饼：即古代的面条。
② 臛：肉羹。

方。老年人多虚损劳伤病，其一与肝脾肾亏损有关，其二与日常未加强保养有关。因此奉养老人要多以食疗方补其肝脾肾，填精补髓。暖腰壮阳道饼子方，附子、干姜、桂心温补脾肾，五味子、肉苁蓉、菟丝子、羊髓填精补髓，大枣、酥、蜜、黄牛乳补脾益气血。此外，如羊肾苁蓉羹方、骨汁煮饼方、羊肉粥方、鸡子索饼方，用羊肾、肉苁蓉、羊肉、鸡子等温补肾阳，滋阴补血，奏温补精血之功。

食治老人脾胃气弱方

食治老人脾胃气弱，不多食，四肢困乏无力，黄瘦，**羊肉索饼方**：

白羊肉_{四两}　白面_{六两}　生姜汁_{二合}

上以姜汁搜面，肉切作臊头，下五味、椒、葱煮熟，空心食之。日一服，如常作，益佳。

食治老人脾胃气弱，食饮不下，虚劣羸瘦，及气力衰微，行履不得，**鲫鱼熟鲙**①方：

鲫鱼肉_{半斤，细作鲙}

上投豉汁中，煮令熟，下胡椒、莳萝，并姜、橘皮等末及五味，空腹食，常服尤佳。

食治老人脾胃气弱，饮食不多，羸乏，**藿菜羹方**：

藿菜_{四两，切之}　鲫鱼肉_{五两}

上煮作羹，下五味、椒、姜，并调少面，空心食之。常以三五日服，极补益。

――――――――――

① 鲙：即"脍"，切细的肉。

食治老人脾胃气弱，不能饮食，多困无力，酿猪肚方：

猪肚一个，肥者，净洗之　人参末半两　橘皮末半两　猪脾二枚，细切
饭半碗　葱白半握

上总内猪肚中相和，入椒、酱、五味讫，缝口合蒸之，令烂熟。空心渐食之。能作三两剂，兼补劳。

食治老人脾胃气弱，不多进食，行步无力，黄瘦气微，见食即欲吐，**鸡子馎饦**方：

鸡子三枚　白面五两　白羊肉五两，作臛头

上件以鸡子白搜面，如常法作之，以五味煮熟。空心食之，日一服。常作极补虚。

食治老人脾胃气弱，食不消化，羸瘦，举动无力，多卧，**曲末索饼子**方：

曲末二两，捣为面　白面五两　生姜汁三两　白羊肉二两，作臛头

上以姜汁搜曲末，和面作之，加羊肉臛头，及下酱、椒、五味，煮熟。空心食之，日一服，常服尤佳①。

食治老人脾胃气弱，劳损，不下食，**羊脊粥**方：

大羊脊骨一具，肥者，捶碎　青粱米四合，净淘

上以水五升，煎取二升汁，下米煮作粥。空心食之。可下五味常服，其功难及，甚效。

食治老人脾胃气弱，干呕、不能下食，羊血方：

羊血一斤，鲜者，面浆作片　葱白一握　白面四两，捍切

上煮血令熟，渐食之，三五服，极有验，能补益脏腑。

食治老人脾胃气弱虚，呕吐，不下食，渐加羸瘦，**粟米粥**方：

粟米四合，净淘　白面四两

---

① 佳：四库本、唐本均作"益"。

上以粟米拌面令匀，煮作粥。空心食之，一日一服。极养肾气和胃。

食治老人饮食不下，或呕逆虚弱，**生姜汤**方：

生姜_{二两，去皮，细切}　浆水_{一升}

上和少盐，煎取七合。空心常作，开胃进食。

食治老人脾胃虚弱，恶心，不欲饮食，常呕吐，**虎肉炙方**：

虎肉①_{半斤，切作脔}　葱白_{半握，细切}

上件以椒、酱、五味调炙之。空心食冷为佳，不可热食，损齿。

食治老人脾胃气弱，不多食，瘦瘦，**黄雌鸡馄饨方**：

黄雌鸡肉_{五两}　白面_{七两}　葱白_{二合，细切}

上以切肉作馄饨，下椒、酱、五味调和，煮熟。空心食之，日一服。皆益脏腑，悦泽颜色。

食治老人泻痢诸方

食治老人脾胃气冷，痢白脓涕，腰肾疼痛，瘦弱无力，**鲫鱼熟鲙**：

鲫鱼肉_{九两，切作鲙}　豉汁_{七两}　干姜_{半两}　橘皮末_{半两}

上以椒酱五味调和豉汁，沸即下鲙鱼，煮熟下二味，空心食之。日一服，其效尤益。

食治老人肠胃冷气，痢下不止，**赤石脂馎饦方**：

赤石脂_{五两，碎筛如面}　白面_{七两}

上以赤石脂末和面，搜作之，煮熟，下葱酱五味臛头，空心食之。三四服皆愈。

----

① 虎肉：现已不用。

食治老人脾胃气冷，肠数痢，**黄雌鸡炙方**：

黄雌鸡一只，如常法

上以五味椒酱刷炙之令熟，空心渐食之。亦甚补益脏腑。

食治老人脾胃虚气，频频下痢，瘦乏无力，**猪肝煎**：

獖猪肝一具，去膜，切作片，洗去血　好醋一升

上以醋煎肝，微火令泣①尽干，即空心常服之。亦明目、温中、除冷气。

食治老人脾胃虚弱，冷痛，泄痢无常，不下食，**椒面粥**方：

蜀椒一两，熬捣为末　白面四两

上和椒，拌之令匀，即煮，空心食之，日一服，尤佳。

食治老人冷热不调，下痢赤白，腹痛不止，**甘草汤**方：

甘草一两，切熬　生姜一两，刮去皮切　乌豆②一合

上以水一升，煎取七合，去滓，空心服之。不过三日服愈。

食治老人赤白痢，刺痛，不多食，痿瘦，**鲫鱼粥**方：

鲫鱼肉七两　青粱米四两　橘皮末一分

上相和煮作粥，下五味椒酱葱调和，空心食之，二服。亦治劳，和脏腑。

食治老人肠胃虚冷，泄痢，水谷不分。**薤白粥**方：

薤白一握，细切　粳米四合　葱白三合，细切

上相和作羹，下五味椒酱姜。空心食。常作取效。

食治老人脾虚气弱，食不消化，泄痢无定，**曲末粥**方：

神曲二两，炙，捣罗为末　青粱米四合，净淘

上相和煮粥，空心食之，常三五服立愈。

---

①　泣：指醋煎肝时榨出的汁液。

②　乌豆：即黑豆。

食治老人赤白痢，日夜无度，烦热不止，**车前子饮**：

车前子五合，绵裹，用水二升，煎取一升半汁　青粱米三合

上取煎汁煮作饮，空心食之，日三服，最除热毒。

食治老人痢不止，日渐黄瘦无力，不多食，**黍米粥方**：

黍米四合，净淘　阿胶一两，炙，为末

上煮粥，临熟下胶末调和，空心食之，一服尤效。

食治老人下痢赤白，及水谷不度①，腹痛，**马齿菜方**：

马齿菜一斤，净淘洗

上煮令熟，及热，以五味或姜醋渐食之。其功无比。

【点评】以上两篇记载了奉养老人食治脾胃气弱和泻痢方。脾胃为后天之本，年老之人天癸竭尽，不但先天精血日渐亏损，后天脾胃之气亦日渐虚衰。因此奉养老人要特别注意脾胃的养护，稍不留意就可能出现泻痢等疾病。羊肉、羊血等加生姜汁、曲末（即发面用的酵母粉末）做粥或索饼可温补脾胃气血，又易消化，最宜于老人。

食治老人烦渴热诸方

食治老人烦渴口干、骨节烦热，**枸杞饮方**：

枸杞根白皮②一升　小麦一升，净淘　粳米三合，研

上以水一斗煮二味，取七升汁，下米作饮，渴即渐服之。

食治老人烦渴不止，饮水不定，转渴，舌卷干焦，**大麦汤方**：

---

① 水谷不度：指大便没有节制，不受控制。
② 枸杞根白皮：即地骨皮。

大麦_{二升}　赤饧^①_{二合}

上以水七升，煎取五升，去滓，下饧调之，渴即服愈。

食治老人烦渴，小便黄色无度，**黄雌鸡羹**方：

黄雌鸡_{一只，如常法}　粳米_{二合，淘淅}^②　葱白_{一握}

上切鸡和煮作羹，下五味，少着盐。空心食之，渐进当效。

食治老人消渴热中，饮水不止，小便无度，烦热，猪肚方：

猪肚_{一具，肥者，净洗之}　葱白_{一握}　豉_{五合，绵裹}

上煮烂熟，下五味调和，空心，切，渐食之，渴即饮汁。亦治劳热皆差。

食治老人烦渴，脏腑干枯，渴不止，**野鸡臛**方：

野鸡_{一只，如常法}　葱白_{一握}　粳米_{二合，细研}

上切作相和羹，作臛，下五味椒酱。空心食之，常作服佳妙。

食治老人烦渴，饮水不足，日渐羸瘦困弱，**兔头饮**方：

兔头_{一枚，净洗之}　豉心_{五合，绵裹}

上以水七升煮，取五升汁，渴即渐饮之，最效。

食治老人消渴烦闷，常热，身体枯燥，黄瘦，牛乳方：

牛乳_{一升，真者，微熬}

上空心分为二服。极补益五脏，令人强健光悦。

食治老人消渴、壮热、燥不安，兼无力，**青粱米饮**方：

青粱米_{一升，净洗，淘之，研令细}

上以水三升，和煮之，渴即渐饮服之，极治热，燥并除。

食治老人消渴热中，饮水无度，常若不足，青豆方：

青豆_{二升，净淘}

①　赤饧：用麦芽制成的饴糖。
②　淅：四库本作"净"。

上煮令烂熟。空心，饥即食之，渴即饮汁，或作粥食之，任性亦佳。

食治老人消渴烦热，心神狂乱，躁闷不安，**冬瓜羹**方：

冬瓜半斤，去皮　豉心一合，绵裹　葱白半握

上以和煮作羹，下五味调和，空心食之。常作粥佳。

食治老人消渴消中，饮水不足，五脏干枯，**芦根饮子**：

芦根切一升，水一斗，煎取七升半　青粱米五合

上以煎煮饮。空心食之，渐进为度，益效。忌咸食、炙肉、熟面等。

食治老人消渴，诸药不差，黄瘦力弱，鹿头方：

鹿头一枚，炮，去毛，净洗之

上煮令烂熟。空心，日以五味食之，并服汁，极效。

【点评】以上记载了奉养老人食治烦渴热诸方。《黄帝内经》曰"年四十而阴气自半也"，人过 40 岁体内阴液逐渐不足，尤其是女性，到更年期时往往身热燥烦口渴，因此奉养老人要常备滋阴润燥、清热止渴之食治方，如枸杞饮、冬瓜羹、芦根饮子等。枸杞根清虚热，退骨蒸；小麦、粳米益心气而养阴；冬瓜生津止渴；芦根清热除烦止渴。

食治老人水气诸方

食治老人水气病，身体肿，闷满气急，不能食，皮肤欲裂，四肢常疼，不可屈伸，**鲤鱼臛**方：

鲤鱼肉十两　葱白一握　麻子一升，熬，细研

上以水滤麻子汁，和煮作臛，下五味椒姜调和，空心时渐食之，常服尤佳。

食治老人水气病，四肢肿闷沉重，喘息不安，**水牛肉方**：

水牛肉一斤，鲜

上蒸令烂熟，空心，切，以五味姜醋，渐食之，任性为佳。

食治老人水气浮肿，身、皮肤燥痒，气急不能下食，心腹胀满，气欲绝。**貒①肉羹方**：

貒肉一斤，细切　葱白半握，切　粳米三合，渐

上和煮作羹，下五味椒姜，空心常食之，最验。

食治老人水气肿满，身体疼痛，不能食，**麻子粥方**：

冬麻子一升，研取汁　鲤鱼肉七两，切

上取麻子汁，下米四合，和鱼煮作粥，以五味葱椒，空心食，日二服。频作皆愈。

食治老人水气胀闷，手足浮肿，气急烦满，赤豆方：

赤小豆三升，淘净　樟柳根好者，切一升

上和豆煮烂熟，空心常食豆，渴即饮汁，勿别杂食，服三二服立效。

食治老人水气，面肿腹胀，喘乏不安，转动不得，手足不仁，身体重困或疼痛，**郁李仁粥方**：

郁李仁二两，研，以水滤取汁　薏苡仁五合，淘

上以煎汁作粥，空心食之，日二服，常立效。

食治老人水气，面目手足浮肿，腹胀风急，**桑白皮饮**：

桑白皮四两，切　青粱米四合，研

上以桑汁煮作饮，空心渐食，常服尤佳益。

食治老人水气疾，心腹胀满，四肢烦疼无力，白煮鲤鱼方：

鲤鱼一头，重二斤，煮如常法　橘皮二两

————————————

① 貒：獾的别名。

上和煮令烂熟，空心，以二味少着盐食之，常服并饮少许汁，将理为验。

食治水气胀满，手足俱肿，心烦闷无力，大豆方：

大豆_{二升}　白术_{二两}　鲤鱼_{一斤}

上以水和煮，令豆烂熟，空心常食之，鱼豆饮其汁，尤佳。

食治老人水气，身体虚肿，面目虚胀，水牛皮方：

水牛皮_{二升，刮去毛，净洗}　橘皮_{一两}

上相和煮令烂熟，切，以生姜、醋、五味渐食之。常作尤益。

食治喘嗽诸方

食治老人上气急，喘息不得，坐卧不安，**猪颐酒**方：

猪颐_{三具，细切}　青州枣_{三十枚}

上以酒三升浸之，若秋冬三五日，春夏一二日，密封头，以布绞去滓。空心，温，任性渐服之，极验。切忌咸热。

食治老人上气咳嗽，胸中烦满，急喘，**桃仁粥**方：

桃仁_{三两，去皮尖，研}　青粱米_{二合，净淘}

上调桃仁和米煮作粥。空心食之，日一服尤益。

食治老人上气咳嗽，烦热，干燥，不能食，**饧煎**方：

寒食饧_{四两}　干地黄_{生者汁，一升}　白蜜_{三合}

上相和，微火煎之令稠。即空心每日含半匙，细咽汁，食后亦服，除热最效。

食治老人上喘，咳嗽，身体壮热，口干渴燥，猪脂方：

猪肪脂_{一斤，切作脔}

上于沸汤中投煮之，空心，以五味渐食之。其效不可比。补劳治百病。

食治老人上喘咳嗽，气急，面目浮肿，坐卧不得，**苏煎方**：

土苏四两　鹿髓三合　生地黄汁一升

上相和，微火煎之如饧即止。空心及食后常含半匙，细咽汁，三两日即差。

食治老人气急，胸胁逆满，食饮不下，**枣煎方**：

青州枣三十枚，大者去核　土苏三两　饧二合

上相和，微火温令消，即下枣搅之相和，以微火煎，令苏、饧泣尽即止，每食上即啖一二枚，渐渐咽汁为佳。忌咸热炙肉。

食治老人咳嗽，胸胁引痛，即多唾涕，**煨梨方**：

黄梨一大颗，刺作五十孔　蜀椒五十粒　面二两

上以蜀椒，每孔内一颗，软面软裹，放于塘灰火中，候煨令熟，去面，冷。空心切食，用三二服尤佳。不当，及热食之益甚，须羊肚肝羹治之。

食治老人上气咳嗽，喘急，烦热，不下食，食即吐逆，腹胀满，**姜糖煎方**：

生姜汁五合　沙糖四两

上相和，微火温之，一二十沸即止。每度含半匙，渐渐下汁。

食治老人咳嗽虚热，口舌干燥，涕唾浓黏，**甘蔗粥方**：

甘蔗汁一升半　青粱米四合，净淘

上以蔗汁煮粥，空心渐食之，日一二服，极润心肺。

食治老人上气，热，咳嗽引心腹痛，满闷，**桃仁煎方**：

桃仁二两，去皮尖，熬末　赤饧四合

上相和，微煎三五沸即止。空心，每度含少许，渐渐咽汁尤益。

食治老人咳嗽，烦热，或唾血，气急，不能食，**地黄饮方**：

生地黄_{半斤，研，如①水取汁}

上以地黄汁煎作膏，空心渐食之，日一服，极效。

食治脚气诸方

食治老人脚气②烦热，流肿入膝，满闷，猪肚生方：

猪肚_{一具，肥者，细切作生}

上以水洗，布绞令干，好蒜醋椒酱五味，空心常食之。亦治热劳，补益效。

食治老人脚气毒闷，身体不任，行履不能，**紫苏粥**方：

紫苏子_{五合，熬，研细，以水投取汁}　粳米_{四合，净淘}

上煮作粥，临熟下苏汁调之，空心而食之，日一服，亦温中。

食治老人脚气，逆闷，呕吐，冲心，不能下食，猪肾生方：

猪肾_{二只，去膜，细切作生}

上以蒜醋五味，空心食之，日一服佳极。

食治老人脚气冲逆，身肿脚肿，大小便秘滞不通，气息喘急，食饮不下，**郁李仁饮**方：

郁李仁_{二两，细研，以水滤取汁}　薏苡仁_{四合，淘研净}

上以相和煮饮，空心食之，一二服极验。

食治老人脚气逆，心闷烦燥，心神狂误，**鲤鱼臛**方：

鲤鱼_{一斤，取肉}　莼菜_{四两}　粳米_{三合，研}

上切，以葱白一握，相和煮臛，下五味椒姜调和，空心食之。常服亦治水气。

---

① 如：疑为"加"之误。
② 脚气：指两脚软弱无力，足胫肿满强直的一种疾病。

食治老人脚气，烦闷或吐逆，不下食，痹弱，**麻子粥方**：

麻子一斤，熬研，水滤取汁　　粳米四合，净淘

上以麻子汁作粥，空心食之。日一服，尤益。亦中治冷气。

食治老人脚气烦燥，或逆心，间惯呕逆，**水牛头方**：

水牛头一枚，炮去毛，洗之

上煮头令烂熟，切，以姜、醋、五味空心渐渐食之，皆效。

食治老人脚气毒冲心，身面浮肿，气急，**熊肉腌方**：

熊肉二斤，肥者，切作块

上切，以五味作腌腊，空心，日炙食之。亦可作羹粥，任性食之，极效。

食治老人脚气攻心烦闷，胸腹胀满，**乌鸡羹方**：

乌鸡一只，治如常法　　葱白一握，细切　　米二合，研

上煮令热。空心，切以五味作羹，常食之为佳。

食治老人脚气，肾虚气损，脚膝无力、困乏，**生粟方**：

生粟一斤，以蒸熟透风处悬，令干

上以每日空心常食十颗。极治脚气，不测有功。

食治老人脚气烦痹，缓弱不随，行履不能，**猪肾粥方**：

猪肾二只，去膜切细　　粳米四合，淘　　葱白半握

上和煮作粥，下五味椒姜。空心食之，日一服，最验。

食治老人脚气痹弱，五缓六急，烦燥不安，**豉心酒方**：

豉心三升，九蒸九暴为佳　　酒五升

上以酒浸一二日，空心，任意温服三盏，极效。

食治诸淋方

食治老人五淋，小便涩痛，常频不利，烦热，**麻子粥方**：

麻子_{五合，熬研，水滤取汁}　青粱米_{四合，淘之}

上以麻子汁煮作粥，空心渐食之，一日二服，常益佳。

食治老人淋病，小便不通利，秘涩少痛，**榆皮索饼**方：

榆皮_{二两，切，用水三升，煮取一升半汁}　白面_{六两}

上搜面作之，于榆汁拌煮，下五味葱椒，空心食之。常三五服，极利水道。

食治老人五淋病，身体烦热，小便痛不利，**浆水饮**。

浆水_{三升，酸美者}　青粱米_{三合，研}

上煮作饮，空心渐饮之，日二三服，亦宣利效。

食治老人淋，小便秘涩，烦热燥痛，四肢寒栗，**葵菜羹**方：

葵菜_{四两，切}　青粱米_{三合，研}　葱白_{一握}

上煮作羹，下五味椒酱，空心食之，极治小便不通。

食治老人淋，烦热，小便茎中痛，涩少不快利，青豆方：

青豆_{二升}　橘皮_{二两}　麻子汁_{一升}

上煮豆，临熟即下麻子汁，空心渐食之，并服其汁皆验。

食治老人五淋久不止，身体壮热，小便满闷，**小麦汤**方：

小麦_{一升}　通草_{二两}

上以水煮，取三升，去滓，渐渐食之，须臾当差。

食治老人淋病，小便长涩不利，痛闷之极，**苏蜜煎**方：

藕汁_{五合}　白蜜_{五合}　生地黄汁_{一升}

上相和，微火煎之，令如饧。空心含半匙，渐渐下。饮食了亦服。忌热食炙肉。

食治老人五淋燥痛，小便不多，秘滞不通，**苏粥**方：

士苏_{二两}　青粱米_{四合，淘净}　浆水_{二升}

上煮作粥，临熟下苏搅之。空心食之，日一服尤佳。

食治老人淋病，小便下血，身体热盛，**车前子饮**：

车前子五合，绵裹，水煮取汁　青粱米四合，淘研

上煮，煎汁作饮，空心食之。常服亦明目去热毒。

食治老人五淋秘涩，小便禁痛，膈闷不利，**蒲桃**①**浆方**：

蒲桃汁一升　白蜜三合　藕汁一升

上相和，微火温，三沸即止。空心服五合，食后服五合，常以服之，殊效。

【点评】上两篇"食治脚气诸方"和"食治诸淋方"与前"食治老人水气诸方"共同记载了食治老人水邪为患诸方。水邪为患与肺、脾、肾三脏关系密切。人至老年，肺脾气虚，脾肾两衰，肺气虚无以通调水道，脾土虚无以制水，肾为水脏，肾脏虚衰无以主水，从而导致水不走常道，滞留肌外皮内则成水肿，甚者为脚气，滞留膀胱则成淋证。选用水牛肉、水牛皮、水牛头等水牛的相关部位，盖因水牛生于水中，牛在五行属土而益脾，食用水牛自然有培土以制水的功效。赤豆、大豆、青豆、栗子等补脾益肾，渗湿利水；麻子仁、郁李仁、桑白皮降肺气，利小便，消水肿，皆可随证用之。

食治噎塞诸方

食治老人胸膈妨塞，食饮不下，渐黄瘦，行履无气，软弱，**羊肉索饼方**：

羊肉白者四两，切作臛头　白面六两　橘皮末一分

上捣姜汁搜面，作之如常肉，下五味、葱、椒、橘皮末等，炒熟

---

① 蒲桃：即葡萄。

煮，空心食之，日一服。极肥健，温脏腑。

食治老人噎病，心痛闷，膈气结，饮食不下，**桂心粥**方：

桂心末一两　　粳米四合，淘研

上以煮作粥，半熟，次下桂末调和，空心，日一服。亦破冷气，殊效。

食治老人噎病，食不通，胸胁满闷，**黄雌鸡馎饦**方：

黄雌鸡四两，切作臛头　　白面六两　　茯苓末二两

上和茯苓末，搜面作，豉汁中煮，空心食之。常作三五服，极除冷气噎。

食治老人噎病，食饮不下，气塞不通，**蜜浆**方：

白蜜一两　　熟汤①一升

上汤令熟，即下蜜调之，分二服，皆愈。

食治老人噎病气塞，食不通，吐逆，**苏蜜煎**方：

土苏二两　　白蜜五合　　生姜汁五合

上相和，微火煎之令沸。空心服半匙，细细下汁尤效。

食治老人噎病，胸满塞闷，饮食不下，**姜橘汤**方：

生姜二两，切　　陈橘皮一两

上以水二升，煎取一升，去滓，空心渐服之，常益。

食治老人噎，脏腑虚弱，胸胁逆满，饮食不下，**椒面粥**方：

蜀椒一两，杵令碎　　白面五两

上以苦酒浸椒一宿，明旦取出，以拌面中令匀，煮熟，空心食之，日二服常验。

食治老人噎，冷气拥塞，虚弱，食不下，**苏煎饼子**方：

土苏二两　　白面六两，以生姜汁五合调之

────────────

①　熟汤：即煮沸的开水。

上如常法作之，空心常食，润脏腑，和中。

食治老人咽食入口即塞涩不下，气壅，**白米饮**方：

白米 四合，研 　舂头糠末 一两

上煮饮熟，下糠米调之。空心服食尤益。

食治老人噎塞，水食不通，黄瘦羸弱，**馄饨**方：

雌鸡肉 五两，细切 　白面 六两 　葱白 半握

上如常法，下五味椒姜，向鸡汁中煮熟，空心食之。日一服，极补益。

食治冷气诸方

食治老人冷气，心痛无时，往往发动，不能食，**桃仁粥**方：

桃仁 二两，去皮尖，研，水淘取 　青粱米 四合，淘研

上以桃仁汁煮作粥，空心食之。常服，除冷温中。

食治老人冷气，心痛不止，腹胁胀满，坐卧不得，**茱萸饮**方：

茱萸末 二分 　青粱米 二合，研细

上以水二升，煎茱萸末，取一升，便下米煮作饮，空心食之，一二服尤佳。

食治老人冷气，心痛缴结，气闷，**桂心酒**方：

桂心末 一两 　清酒 六合

上温酒令热，即下桂心末调之，频服，一二服效。

食治老人冷气，心痛牵引背脊，不能下食，**紫苏粥**方：

紫苏子 三合，熬细，研 　青粱米 四合，淘

上煮作粥，临熟下苏子末调之，空心服为佳。

食治老人冷气，卒心痛闷涩，气不来，手足冷，**盐汤**方：

盐末 一合 　沸汤 一升

上以盐末内汤中调，频令服尽。须臾当吐，吐即差。

食治老人冷气心痛，呕不多，下食烦闷，**椒面馎饦**方：

蜀椒一两，去目及闭口者，焙干为末，筛　白面五两　葱白三茎，切

上以椒末和面搜作之，水煮，下五味调和。食之常三五服，极效，尤佳。

食治老人冷气心痛，**姜橘皮汤**方：

生姜一两，切　陈橘皮一两，炙为末

上以水一升，煎取七合，去滓，空心食之，日三两服尤益。

食治老人冷气，心痛郁结，两胁胀满，**高良姜粥**方：

高良姜二两，切，以水二升，煎取一升半汁　青粱米四合，研，淘

上以姜汁煮粥。空心食之，日一服，极益效。

食治老人冷气，心痛发动，时遇冷风即痛，**荜拔粥**方：

荜拔末二合　胡椒末一分　青粱米四合，淘

上以煮作粥，熟，下二味调之。空心食，常服尤效。

食治老人冷气逆，心痛结，举动不得，**干姜酒**方：

干姜末半两　清酒六合

上温酒热，即下姜末投酒中，顿服之，立愈。

【**点评**】上篇记载奉养老人食治冷气诸方。老人脾肾阳虚，日久沉寒积冷最易为患，因此应在日常饮食调养方面多加注意，通过食疗达到温养阳气，预防冷气为患的目的。如用桂心酒方、高良姜粥方、干姜酒方等，均可起到温阳通脉，驱逐冷气的效果。桂心温补心肾，高良姜、干姜温补脾胃，酒性善行，温阳通脉。

食治诸痔方

食治老人痔病，下血不止，肛门肿，**犳狸羹**方：

狸狸^①一两，如常法治

上细切，以面及葱椒五味拌，作片炙熟。空心，渐食之。亦可作羹粥，任性尤佳。

食治老人痔，下血久不差，渐加黄瘦无力，**鲤鱼鲙**方：

鲤鱼肉十两，切作鲙，如常法

上以蒜醋五味，空心常食之。日一服差。忌鲊^②、甜食。

食治老人痔，常下血，身体壮热，不多食，**苍耳粥**方：

苍耳子五合，熟，作^③水二升，煎取一升半汁　　粳米四合，淘

上以前件煮作粥。空心食之。日常服亦可。煎汤服之，极效，破气明目。

食治老人痔，病久不愈，肛门肿痛，**鳗鲡鱼臛**方：

鳗鲡鱼肉一斤，切作臛　　葱白半握，细切

上煮作臛，下五味椒姜，空心渐食之。杀虫尤佳。

食治老人痔病下血不止，日加赢瘦无力，**鸲鹆^④散**方：

鸲鹆五只，治洗令净，曝令干

上捣为散。空心，以白粥饮服二方寸匕^⑤，日二服最验。亦可炙食，任性。

食治老人五痔^⑥泄血不绝，四肢衰弱，不能下食，**杏仁饮**方：

杏仁二两，去皮尖，细研，以水浸之　　粳米四合，淘之

上以杏仁汁相和，煮作饮，空心食之。日一服效。

---

① 狸狸：同"猫狸"，即野狸，古人对山猫的称呼。

② 鲊：一种用盐和红曲腌的鱼。

③ 作：四库本、唐本均作"拌"。

④ 鸲鹆：即八哥鸟。

⑤ 方寸匕：1方寸匕大小约为古代1寸正方，其容量相当于10粒梧桐子大。

⑥ 五痔：病名，5种痔之合称。《备急千金要方》卷二十三载："夫五痔者，一曰牡痔，二曰牝痔，三曰脉痔，四曰肠痔，五曰血痔。"

食治老人五痔久不愈，生疮疼痛，**野猪肉羹方**：

野猪肉—斤，细切　　葱白—握　　米二合，细研

上煮作羹，五味调和椒姜。空心渐食之。常作极效。

食治老人五痔下血，常烦热，羸瘦，**桑耳粥方**：

桑耳①二两，水三升，煎取二升汁　　粳米四合，淘之

上以桑耳汁煮作粥，空心食之。日一二服，皆效。

食治老人五痔，泄血不止，积日困劣无气②，**鸳鸯法炙方**：

鸳鸯—枚，如常法

上以五味椒酱腌，火炙之令熟，空心渐食之。亦疗久瘘疮，绝验。

食治老人五痔，血下不差，肛门肿痛，渐瘦，**鲇鱼方**：

鲇鱼肉—斤　　葱白③半把④。

上以白煮令熟。空心，以蒜醋五味，渐渐食之，常作尤佳。

食治诸风方

食治老人中风，言语謇涩，精神昏愦，手足不仁，缓弱不遂方：

葛粉五两　　荆芥—握　　豉五合

上以搜葛粉，如常作之，煎二味，取汁煮之，下葱椒五味臛头，空心食之，一二服，将息为效。忌猪肉荞面。

食治老人中风，口面㖞偏，大小便秘涩，烦热，**荆芥粥方**：

荆芥—把，切　　青粱米四合，淘　　薄荷叶半握，切　　豉五合，锦裹

---

① 桑耳：寄生在桑树上的木耳。
② 困劣无气：困乏无力。
③ 白：四库本脱。
④ 把：万历本、经钮堂本均作"握"。

上以水煮取荆芥汁，下米及诸味，煮作粥，入少盐醋，空心食之。常服佳。

食治老人中风，缓弱不仁，四肢摇动，无气力，**炙熊肉方**：

熊肉_{一斤，切}　葱白_{半握，切}　酱椒_等

上以五味腌之，炙熟。空心冷食之，恒服为佳。亦可作羹粥，任性食之尤佳。

食治老人中风汗出，四肢顽痹，言语不利，**麻子饮方**：

麻子_{五合，熬，细研，水淹取汁}　粳米_{四合，净淘，研之}

上以麻子煮作饮。空心渐食之。频作极补益。

食治老人中风，口目瞤动，烦闷不安，**牛蒡馎饦方**：

牛蒡根_{切，一升，去皮，曝干，杵为面}　白米_{四合，净淘，研之}

上以牛蒡粉和面作之，向豉汁中煮，加葱椒五味臛头，空心食之。恒服极效。

食治老人卒中风，口噤，身体反张不语，**大豆酒方**：

大豆_{二升，熬之}　清酒_{二升}

上熬豆令声绝，即下酒投之，煮一二沸，去滓，顿服之，覆卧汗差，口禁，拗灌之。

食治老人中风，头旋目眩，身体厥强，筋骨疼痛，手足烦热，心神不安，乌驴头方：

乌驴头_{一枚，炮去毛，净治之}

上以煮令烂熟，细切。空心，以姜醋五味食之，渐进为佳。极除风热，其汁如酽酒^①，亦医前患，尤效。

食治老人中风，四肢不仁，筋骨顽强，**苍耳叶羹方**：

苍耳叶_{五两，切好嫩者}　豉心_{二合，别煎}

---

① 酽酒：味醇的酒。

上和煮作羹，下五味椒姜调和，空心食之尤佳。

食治老人中风热毒，心闷，气壅，昏倒，甘草豆方：

甘草一两　乌豆三合　生姜半两，切

上以水二升，煎取一升，去滓，冷，渐食服之，极治热毒。

食治老人中风烦热，言语涩闷，手足热，**乌鸡臛方**：

乌鸡半斤，细切　麻子汁五合　葱白一把

上煮作臛，次下麻子汁、五味姜椒，令热，空心渐食之，补益。

食治老人中风，心神昏昧，行即欲倒、呕吐，白羊头方：

白羊头一具，治如常法

上以空心，用姜醋渐食之为佳。

食治老人中风邪毒，脏腑壅塞，手足缓弱，**蒜煎**：

大蒜一升，去皮，细切　大豆黄炒，二升

上以水一升，和二味，微火煎之，似稠即止。空心，每服食啖三二匙。亦补肾气。

食治老人久风湿痹，筋挛骨痛。润皮毛，益气力，补虚止毒，除面皯，宜服**补肾地黄酒方**：

生地黄一升，切　大豆二升，熬之　生牛蒡根一升，切。

上以绢袋盛之，以酒一斗，浸之五六日，任性空心温服三二盏。恒作之尤佳。

食治老人风热烦毒，顽痹不仁，五缓六急，**驼脂酒方**：

野驼脂五两，炼之为上

上，空心，温酒五合，下半匙以上，脂调令消，顿服之，日二服，极效。

食治老人风挛拘急，偏枯①，不通利，**雁脂酒方**：

———————————

① 偏枯：即半身不遂。

雁脂五两，消之令散

上，每日空心，温酒一盏，下脂半合许，调，顿服之。

食治老人风虚痹弱，四肢无力，腰膝疼痛，**巨胜酒方**：

巨胜子二升，熬　薏苡仁二升　干地黄半斤，切

上以绢袋贮，无灰酒①一斗渍之，勿令泄气。满五六日，任性空心温服一二盏尤益。

食治老人风冷痹，筋脉缓急，**苍耳茶方**：

苍耳子二升，熟杵为末。

上，每日煎服之。代茶常服，极治风热，明目。

食治老人热风下血。明目，益气，除邪。治齿疼，利脏腑，顺气，**槐茶方**：

槐叶嫩者五斤，蒸令熟，为片，曝干，作茶，捣罗为末

上，每日煎如茶法，服之恒益。除风尤佳。

[点评] 此篇记载奉养老人食治诸风方。俗语说"老怕伤寒少怕劳"，老年人脏腑功能衰退，抵御外邪的能力下降，因此要严防外感。风邪为百病之长，善变数行，最易为患，因此奉养老人除了通过衣着防护，更重要的是通过食疗抵御外邪。荆芥发散风邪，葱白通阳解表，苍耳祛风通鼻窍，所载诸方可适当选用。

"食治老人诸疾方第十四"收载了老年人适用的养生防病食疗方共17类160首，不但有针对五劳七伤、虚损羸瘦的补益食疗方，也有治疗喘嗽、腰腿疼痛、诸风等老年常见病的食疗方，门类齐备。而且这些食疗方材料多为猪肪、羊肝、大豆等，取用方便，制备也较为简易，对老年人养生防病极有参考价值。

---

①　无灰酒：指不放石灰的酒。

简妙老人备急方第十五

治一切伤损血出，消肿毒，**秦王背指散**：

宣连① 槟榔各等分

上为末。伤扑干贴，消肿冷水调，鸡翎扫妙。

治失音，**回声饮子**：

皂角一挺，刮去黑皮并子 萝卜三个，切作片

上以水二碗，同煎至半碗以下服之，不过三服，便语。吃却萝卜更妙。

治鼻衄，**醍醐酒**②：

上以萝卜自然汁半盏，热酒半盏，相和令匀，再用汤温过，服之立验。

补下元，乌髭须，壮脚膝，进食，悦颜色，治腰疼，**杜仲丸**：

杜仲一两，炙令黄为度 补骨脂一两，炒令香熟，为末 胡桃仁一两，汤浸，去皮，细研

上件三味，研令匀，炼蜜为丸，如梧桐子大。空心，温酒下三十丸。

治一切眼，**洗眼药**：

胆矾一两，煅令白，去火毒用 滑石一两，研 秦皮半两 腻粉③二钱匕

上，每用一字④，汤泡候温，闭目，洗两眦头，以冷为度。

补益疗眼有黑花，**明目川椒丸**：

川椒一斤，每用盐一斤，拌淹一宿，三度换盐，淹三夜，取出晒干，去盐用 黑参半斤，剉

---

① 宣连：指宣黄连。
② 醍醐酒：指美酒。
③ 腻粉：又名汞粉、轻粉、峭粉，由水银、白矾、食盐合炼而成。
④ 一字：古人用铜钱抄药末时判断剂量的方法。以铜钱插入药末后，药末完全盖住铜钱上的一个字为基准，故名。1 字为 1.5～2g。

上二味为末，炼蜜为丸，如梧桐子大。每日盐汤下三十丸。食后，临卧服之。

治肾脏虚冷，肝膈浮热上冲，两目生翳黑花，风毒久不治者：

青盐一两，生研　苍术一两，先用米泔水浸洗三日，焙干，切　木贼草一两，小便浸三日，焙干

上为末，空心，熟水调下一钱。如大段青白，不见物者，不过十服。小可，只三二服。

治眼有冷泪，**木贼散**：

木贼一两，为末　木耳一两，烧为黑灰

上件二味，同研令匀。每用二钱，以清米泔煎熟，放温调下。食后，临卧各一服。

治肠风泻血，当日止方：

附子一两，炮去皮脐，为末　绿矾四两，用瓶子盛之，火煅热，须候冷，取　食盐一合　硫黄一两，同矾研，依前入瓶子内烧热，久候冷取出，研细用之

上二味，一处研令匀，粟米粥为丸，如桐子大。空心，用生地黄汁下三十丸，当日止。一月除根，亦可久服。助下元，除风气，补益脏腑。

治泻痢，**乳香散**，和气，止脏毒泻血，腹内疠痛等：

乳香少许　诃子皮一分　当归半两　木香半分

上细剉，与乳香微炒，候当归干为度，杵为末。每服二钱，用陈米第三度泔，六分一盏，煎至五分。空心，午前服。此方最妙，患及百余日者，服之皆愈。

芸香丸　治风血留滞，下成肠风，痔疾。

鹿角一两，烧令红，候冷，研　芸薹子半两，微炒。

上二味为末，醋煮面糊为丸，如桐子大。每服十丸，饭饮下，温酒下亦得，空心，食前服。

白香散 治一切恶疮，疼痛不可忍者：

枫香一分，纸衬于地上，食须令脆，细研　　腻粉一分

上二味，同细研令匀。每有患者，先用口内含浆水令暖，吐出洗疮令净，后以药治之①。

飞龙夺命丹② 治一切恶疮，无名肿毒，服之神效。

蟾酥二钱，干者，老酒化　　血竭一钱　　乳香二钱　　没药二钱　　雄黄二钱
轻粉半钱　　胆矾一钱　　麝香五分　　铜绿一钱　　寒水石一钱　　朱砂一钱，为衣
蜗牛二十一个，连壳用脑子，半钱　　蜈蚣一条，去首足

上为细末。先将蜗牛研为泥，和前药为丸，如绿豆大。如丸不就，入酒打面糊为丸。每服二丸，先用白葱三寸，令病人嚼烂，吐在手心，男左女右，将药丸裹在葱白内，用酒二三盏送下，于避风处，以衣盖之，约人行五里许，再热酒数杯，以助药力，发热，大汗出为度。

神异散 治鱼口便毒疮③。

金银花　　天花粉　　木鳖各一钱　　甘草三分　　连翘　　黄芩各八分　　山栀子七分　　穿山甲二钱　　皂角针三钱　　木香五分　　大黄三钱

---

① 后以药治之：四库本作"后以药末干傅之，疼痛立止，贴至差为度"。
② 飞龙夺命丹：此起下至"神异散"二方，四库本及《安老怀幼书》均无，另作"刻圣散方""虎骨散"二方，现据二书辑补如下：治金疮、水毒及木签刺、痈疽、热毒等，刻圣散方，金疮此药最妙。糯米三升，拣去粳米，入瓷盆内，于端午前四十九日以冷水浸之，以一日两度换水，时轻以手掏转，碎去水，勿令搅碎。浸至端午日，取出，用干生绢裹，挂于通风处收之。上，旋取少许，炒，令焦黑，碾为末，冷水调，如膏药大小，裹定疮口，外以绢帛包定，更不要动，候疮愈。若金疮误犯生水，疮口作脓，烘渐甚者，急以药膏裹定，三食久，肿处已消，更不作脓，直至疮合。若痈疽毒疮初发，才觉燉肿赤热，急以膏药贴之，一宿便消。喉闭及咽喉肿痛，吒腮，并用药贴顶下及肿处。若竹木签刺入肉者，临卧贴之，明日揭看，其刺出在药内。若贴肿毒，干即换之，常令湿为妙。惟金疮水毒，不可换，恐伤疮口。治手臂疼痛，冷重无力，虎骨散：虎骨为粗末，炒黄二钱，羚羊角屑二两，芍药二两。上一处酒浸一宿，焙，杵为末。每服二钱，食前暖酒调下。
③ 鱼口便毒疮：性病生于阴部（腹股沟），结肿成疮毒者。未破溃之时叫"便毒"，既溃之后称"鱼口"，或左或右。与西医性病淋巴肉芽肿相符。

上剉，水一钟，煎至半钟，入黄酒一盏，煎三五沸，空心温服。

治上焦风热毒疮肿，**黄芪散**，并治发背热毒：

黄芪二两　防风一两半　甘草一两，炙

上为末，如茶点服一钱。

治风气，**神白散**：

白芷二两　甘草一两

上剉成骰子大，慢火一处炒，令深紫色，勿令焦黑。放地上，出火毒，杵为末。每服一钱半，水八分一盏，姜二片，枣二个，同煎至六分。通口服。如患伤寒时疾，去枣姜，却入葱白三寸、豉五十粒，依前服。如人行五七里已来，更服，汗出为妙。

治一切心腹刺痛，**应痛丸**：

乳香一两　五灵脂一两　没药一两　川乌头二两，去皮脐。

上为末，面糊为丸，如桐子大。每服，熟水吞下二十丸。

治赤白痢方：

黄连半两　汉椒一两

上同炒，令黄色，去火毒，为末。以多年水梅肉丸，如绿豆大，每服二十丸，盐汤下。小儿加减用之。

【点评】本篇记载了奉养老人简妙备急方。既是备急，当非日常食疗诸方，而是疾病发作时所用。纵观全篇，主要记载了治疗老人失音、眼疾、肠风、泻痢、疮毒疼痛、心腹刺痛等方药，可斟酌选用。

续添

——年老丰肥之人，承暑冒热，腹内火烧，遍身汗流，心中焦渴。忽遇冰雪冷浆，尽力而饮，承凉而睡，久而停滞。秋来，不疟则痢。

——年老丰肥之人，不可骑马，恐有坠堕。宜别置乘座器具，稳当无失。

——老人目暗耳聋，肾水衰而心火盛也。若峻补之，则肾水弥涸，心火弥茂。

——老人肾虚无力，夜多小溲。肾主足，肾水虚而火不下，故足痿。心火上乘肺，而不入胕囊，故夜多小溲。若峻补之，则火益上行，胕囊亦寒矣。

——老人喘嗽，火乘肺也。若温补之则甚，峻补之则危。

——老人脏腑结燥，大便秘涩，可频服猪羊血，或葵菜血脏羹，皆能疏利。

——老人可常服杏汤。杏仁板儿炒熟，麻子、芝麻子作汤服之，亦能通利。

上第一卷，备抄陈令尹元编《养老奉亲书》。

卷之二

敬直老人邹铉　编次

玉窗黄应紫　点校

保养

安乐①之道，惟善保养者得之。孟子②曰：我善养吾浩然之气。太乙真人③曰：一者，少言语，养内气；二者，戒色欲，养精气；三者，薄滋味，养血气；四者，咽精液，养脏气；五者，莫嗔怒，养肝气；六者，美饮食，养胃气；七者，少思虑，养心气。人由气生，气由神住，养气全神，可得真道。凡在万形之中，所保者，莫先于元气。摄养之道，莫若守中，实内以陶和；将护之方，须在闲日，安不忘危。圣人预戒，老人尤不可不慎也。春秋冬夏，四时阴阳，生病起于过用。五脏受气，盖有常分④，不适其性而强云为，用之过耗，是

---

① 安乐：指一种安宁快乐的心理状态或生活方式。

② 孟子：名轲（前372—前289），中国古代著名思想家、教育家、政治家，战国时期儒家代表人物，为孔子第4代弟子，继承并发扬了孔子的思想，著有《孟子》。

③ 太乙真人：又称太一真人、泰一真人，道家清徽派的一代宗师。

④ 常分：定分。命运前定，人力难改，此处借指邪气侵犯脏腑有特定规律。

以病生。善养生者，保守真元，外邪客气不得而干①之。至于药饵，往往招徕真气之药少，攻伐和气②之药多。故善服药者，不如善保养。康节先生③诗云：爽口物多终作疾，快心事过必为殃。知君病后能服药，不若病前能自防。郭康伯遇神人授一保身卫生之术云：但有四句偈④，须是在处受持⑤。偈云：自身有病自心知，身病还将心自医。心境静时身亦静，心生还是病生时。郭信用其言，知自护爱，康强倍常，年几⑥百岁。

服药

沈存中⑦云：人非金石，况犯寒暑雾露，既不调理，必生疾病，常宜服药，辟外气和脏腑也。平居服七宣丸、钟乳丸，量其性冷热虚实，自求好方。常服红雪三黄丸、青木香丸、理中丸、神明膏、陈元膏、春初冰解散、天行茵陈元散，皆宜先贮之，以防疾发，忽有卒急，不备难求。其防危救急不可阙⑧者，伏火⑨丹砂，保精养魄，尤宜长服。伏火硫黄，益气除冷癖，理腰膝，能食有力。小还丹，愈疾去风。伏火磁石，明目坚骨。伏火水银，压热镇心。金银膏，养精

---

① 干：冒犯。
② 和气：元气，中和之气。
③ 康节先生：邵康节，名雍，字尧夫，宋代著名的思想家，康节为其谥号。
④ 偈(jì计)：佛经中的唱词。
⑤ 在处受持：处处领受忆持。再处，凡所在之处，即处处，到处之意；受持，领受忆持，思想上接受相关的戒律，并身体力行，为佛教用语。
⑥ 几(jī机)：将近。
⑦ 沈存中：沈括，字存中，号梦溪丈人，浙江杭州钱塘县人，北宋政治家、科学家。
⑧ 阙：空缺。
⑨ 伏火：炼制外丹的一种方法。指将矿石药加热处理（多与特殊的辅料一起），使其变为高温下不气化挥发的另一种物质，从而达到制伏矿石药火毒、利于服用的目的。

神，去邪气。如上方药，固宜留心。其余丹火，须冀神助，不可卒致，有心者，亦宜精恳，或遇其真。

贮药

圆散皆以深笋①沙合盛之，勿用有油，即受湿。外为漆椟②，椟笋亦欲深，深则湿气难入。椟中夹灰，净磨之，勿漆，则不受润③，更集缯纩④为襆厚襆之，更以毡冒⑤椟口，纵有润气自缝中入，亦为毡纩所收。暑月三焙之，遇雨则入煴⑥室。贮茶如此亦善。药璞新瓷罂⑦盛，蜡纸幂⑧之，悬于东檐楣上，令常得晨日，勿令沾雨，久阴则一焙，移置深室，晴复出之，数品同一罂可也。喜蛀物，用旧曾贮油麻罐净拭，置药其中，即不蛀。

煴阁

南方暑雨时，茶、药、图籍、皮毛、胶糊物、弓剑、色衣、笔墨之类，皆恶蒸溽，悉可置在阁中。若山居，即依山为阁，其高去地一丈，则不复有蒸润。阁中循壁为厨，厨三层，壁仍板弥之。前后开

---

① 笋：同"榫"，器物利用凹凸方式连接处凸出的部分。
② 椟（dú 读）：函匣、柜一类的收藏用具。
③ 润：潮湿。
④ 缯纩（zēng kuàng 增况）：缯帛与丝绵的并称。
⑤ 冒：盖。
⑥ 煴（yūn 晕）：微火。
⑦ 罂：大腹小口的瓦器。
⑧ 幂（mì 密）：古同"幂"，以巾覆盖，此处谓用蜡纸包好遮住。

窗，梁上为长笕①，物可悬者，悬于笕，余悉置格上。天日明燥，即大开门窗，令纳风日，阴晦则密闭，中设煴炉，常令火气郁郁然。

又法：煴阁中布卧床，床下新出窑炭实之，乃置物床上，永不蒸润，更不须着火，其炭至秋供烧，明年复易新炭。床上慎不可卧，卧者多病暗，屡有验，盖为火气所烁也。

又法：有余力，则设一小阁子，但去地盈丈以上，自无蒸矣。

【点评】以上4篇，一论保养的重要性，二论服药的益处，三论贮药的注意事项，四论煴阁储物。"善服药者，不如善保养"，保养之道在于静心节欲养元气，不过用精气神。"服药"记载古代的服食方法，服食方药的尚可参考用之，而服食硫黄、水银、金银膏等不可取。"贮药"讲古代储藏药物的方法，当今自备药草者少见，故文中所载已不多用。煴阁乃为防止南方多雨之患而设，用以储物，农村或可参考设置。

集方

凡人少、长②、老，其气血有盛、壮、衰三等。岐伯③曰：少火之气壮，壮火之气衰④。盖少火生气，壮火散气，况复衰火，不可不知也。故治法亦当分三等。其少日服饵之药，于壮老之时，皆须别处

---

① 笕（háng 航）：竹子做成的桁架。
② 长：成年。
③ 岐伯：我国远古时代最著名的医家之一。
④ 少火之气壮，壮火之气衰：语出《素问·生气通天论》，是为说明阴阳气正常有益于人，过亢有害于人，过犹不及。少火，指平和的阳气；壮火，指过亢的阳气。

之。陈令尹①集方，俱为老人备用，今所续编，亦皆据平日见闻，为老人对证处方者品列之。

天下受拜平胃散

常服温养脾元，平和胃气，宽中进食，仍治脾胃不和，膈气噎塞，呕吐酸水，气刺气闷，胁肋虚胀，腹痛肠鸣，胸膈痞滞，不美饮食。

川厚朴去粗皮秤　陈橘皮汤洗，不去穰　甘草以上各三两，剉　南京小枣二百枚，去核切　生姜和皮，四两，薄切　茅山苍术五两，去皮，米泔浸一宿，剉

上六味，用水五升，慢火煮干，捣作饼子，日干，再焙，碾为细末。每二钱入盐少许点。如泄泻，每服三钱，生姜五片，乌梅二个，盐少许，水一盏半，煎八分服。

此药人人常服，独此方煮透，滋味相和而美，与众不同，所以为佳，老人尤宜服之。

《易简方》

缩脾饮

草果、乌梅、缩砂、甘草，各等分；干葛、白扁豆各减半，老人加附子。每服五钱，水一碗，生姜十片，煎至八分，浸以熟水②，令极冷。暑月用此代熟水饮之，极妙。

降气汤

老人虚气上壅，当间以生附子加生姜煎，临熟以药汁浓磨沉香水再煎一沸，服之尤为稳当。

调气散

老人寒疝作疼，不可攻击，改为㕮咀。每服二钱，水一大盏，生

---

① 陈令尹：即陈直。因陈直曾任泰州兴化县令，故称"令尹"。

② 熟水：此处指一种用植物或其果实做原料煎泡而成的饮料。

姜、紫苏、盐煎服，或煎茴香，盐、酒调下。末子亦得。

养正丹

年高人脏腑寒秘者，尤宜服之。

来复丹

老人寒秘，悉能主之。一法治老人寒气入腹，小便不通者，用生姜半两、连根叶和泥葱一茎、盐一捻、豆豉五十粒，烂研略炒，盦脐中心。作两剂，更易用之，以利为度，亦良法也。

震灵丹

老人血痢，白梅茶下。

红圆子

治大人小儿脾胃等患，极有神效。治病不能伤耗真气，应老人、小儿、妊妇，皆可服之。

青州白圆子

治一切痰涎为患，常服有功。咳嗽痰实，咽喉作声，老人小儿皆宜服之。

予家已刊《易简方》大字本，兹不赘述本方。

秘传六和丸①

益老扶赢，助脾活血，进美饮食，第一平和之剂。

熟地黄十两　破故纸　菟丝子　白茯苓去黑皮，晒　山药并同十两，晒干　胡桃五十颗，须用赣州信丰产者佳

上先将熟地黄、破故纸、菟丝子三味酒浸一宿，次早饭甑上蒸，日中曝干。九浸，九蒸，九曝，候十分干。次和白茯苓、山药二味，

---

① 丸：原作"元"，据原书目录改。

杵臼中，舂令极细为末。次用胡桃研烂，和五味令匀，用酒煮面糊为丸，如梧桐子大。每服三十丸，空心温酒盐汤下。此方不犯铁气，所以佳妙。

神仙不老丸

不老仙方功效殊，驻颜全不费工夫。人参牛膝川巴戟，蜀地当归杜仲俱，一味地黄生熟用，菟丝柏子石菖蒲，更添枸杞皮兼子，细末蜜丸梧子如。早午临眠三次服，盐汤温酒任君须。忌餐三白并诸血，能使须乌发亦乌。

人参新罗者，须是团结、重实、滋润。去芦头，刷洗净，焙干，薄切，焙燥，秤二两　**川牛膝**长三四尺而滋润者，去苗。刷洗净，焙干，寸截，用酒浸一宿，焙燥，秤一两半　**川巴戟**色黑紫，沉重，大而穿心者佳，若色带黄而浮轻者非。刷洗净，焙干，细切，刷，酒浸一宿，焙燥，秤二两　**川当归**大茎其稍如马尾状，滋润，辛甘芬香者，去芦头，刷洗净，焙干，细切，用酒浸一宿，焙燥，秤二两　**杜仲**截之多丝者，削去粗皮，只取其肉，如取肉桂之法。然后刷洗净，焙干，横理剉之如豆，用麦麸炒令丝断色黑，去麸别磨，秤一两半　**地黄**冬节前取，以水浸，沉者为是，以其浮者捣取汁，浸令浃，蒸毕，焙干。如是者三，色黑味甘为度。用时以生干、熟二种焙干，酒浸一宿，漉出，竹刀细切，焙干，各秤一两。忌铁器　**菟丝子**小如芥子，极坚硬者佳，大而轻者非。用新布缏起，挪洗焙干，以酒浸一宿，又添酒浸一宿，漉出，将温汤淋去酒，焙燥别磨，秤二两　**柏子仁**色红而滋润者，去壳取仁，秤一两，细研，临时和入众药　**石菖蒲**紧细节密者，去毛刷洗净，焙干，米泔浸一宿，再焙干，细切焙燥，秤一两　**枸杞子**色白而肥润，去蒂洗净，焙干，用酒浸一宿，焙干，秤一两　**地骨皮**色黄，入手轻者佳，重者非。略去浮皮，净洗，焙干，薄切焙干，秤一两

上十二味，选之贵精，制之如法，不可晒，只用慢火焙。若太燥则又失药气，只八分干，即于风前略吹，令冷热相激，便十分燥。取净秤分两，磨如细散，炼白蜜，以火日搜和，入木、石臼内，捣数百杵，圆如梧桐子大。每日空心、午间、临卧三次服。每服七十粒，盐

酒、盐汤任下。忌食葱白、薤白、芦菔、豆粉及藕、诸般血。盖藕能破血，诸血能解药力。若三白误食，亦无他，止令人须发返白耳。合时，忌秽触并妇人、孝子、鸡犬等见。

陈书林晔云：此方非特乌髭发，且大能温养荣卫，补益五脏，和调六腑，滋充百脉，润泽三焦，活血助气，添精实髓，须是节欲，使药力相须，乃见功效之速。

三仙丹又名长寿圆

一乌二术三茴香，久服令人寿命长。善治耳聋并眼暗，尤能补肾与膀胱。顺气搜风轻腰膝，驻颜活血鬓难苍。空心温酒盐汤下，谁知凡世有仙方。

川乌头一两，去皮尖，剉作骰子块，用盐半两炒焦烈　　茴香三两，炒香　　苍术二两，米泔浸一宿，用竹刀刮去粗皮，切片，用葱白一握，共炒黄

上为细末，酒糊为丸，如梧子大。每服五十丸，空心食前温盐酒或盐汤下，一日两服。切忌诸血。

陈书林①云：先公晚年常服此，饮啖倍进。后见钱都仓，年八十，须鬓皆黑，询其所以，云：自三十岁以后，日进一服。

八仙丹

治虚损，补精髓，壮筋骨，益心智，安魂魄，今人悦泽，驻颜轻身，延年益寿，闭固天癸。

伏火朱砂　　真磁石　　赤石脂　　代赭石　　石中黄　　禹余粮六②味并用醋淬　　乳香　　没药八味各一两

上为细末，匀研极细，糯米浓饮丸如梧桐子大，或如豆大。每服一粒，空心盐汤下。

---

① 陈书林：此下四库本有"晔"字。
② 六：原作"五"，据文义及四库本改。

有人年几七旬，梦漏，羸弱，气惙惙然①，虚损得此方服之，顿尔强壮，精气闭固，饮食如旧。

草还丹

延年益寿，耐寒暑，能双修德行，可登地仙。

补骨脂　熟地黄　远志　地骨皮　牛膝　石菖蒲。

上等分末，酒糊为丸，如梧桐子大。每服三五十丸，空心日午温酒下，盐汤、熟水亦可。

大治虚劳、白浊，乃翊圣真君降授与张真人方。服之百日，百病除；二百日，精髓满，视听倍常，神聪气爽，瘟疫不侵；服三百日，步骤轻健，鬓须如漆，反老还童。

小丹

益寿延年，安宁神志魂魄，流滋气血脉络，开益智慧，释散风湿，耳目聪明，筋力强壮，肌肤悦泽，气宇泰定。

熟地黄　肉苁蓉酒浸，各六两　五味子　菟丝子酒浸，各五两　柏子仁别研　石斛　巴戟去心　天门冬去心　蛇床子炒　覆盆子各三两　续断　泽泻　人参　山药　远志去心，炒焦　山茱萸　菖蒲　桂心　白茯苓　杜仲剉，炒丝断，各二两　天雄炮去皮脐，秤二两　炼成钟乳粉扶衰三两，续老二两，常服一两，气完则拆②去

上为末，蜜丸，如梧桐子大。食前酒服三十丸至五十丸。忌五辛、生葱、芜荑、饧、鲤。虚人多起，去钟乳，倍地黄；多忘，倍远志、茯苓；少气神虚，倍覆盆子；欲光泽，倍柏子仁；风虚，倍天雄；虚寒，倍桂心；小便赤浊，三倍茯苓，一倍泽泻；吐逆，倍人参。

---

① 惙惙（chuò chuò 绰绰）然：气息短弱的样子。
② 拆：原作"折"，据文理与瓶花本改。

此方补劳益血，去风冷百病，诸虚不足，老人精枯神耗，女子绝伤断绪，并皆治之。

交感丹

俞居易之祖通奉云：予年五十一岁，遇铁瓮申先生，授此秘术，确志行持，服食一年，大有补益。平日所服药一切屏去，而饮食嗜好不减壮岁，此药之功大矣。今年八十有五，享天然之寿。爰以秘方传之世人，普愿群生，同登道果，后有牙药，可同用之。

茯①神 四两　香附子 一斤，用新水浸一宿，白内锉去毛，炒令黄色

上为细末。炼蜜，圆如弹子大。每服一丸，早晨细嚼，用降气汤下

降气汤

茯神 一两　香附子 半两，制法如前　甘草 一两半，炙

上为细末，每服二钱，沸汤点下前药。

揩牙法

香附子 五两，修治如前法，捣　生姜 四两，同淹一宿，炒令焦黑　青盐 二两，研细，拌匀，同上药收

上每夜临卧，以少许揩牙，如常法。

神仙训老丸

昔有宣徽使在钟南山路边，见村庄一妇人，年方二八，持杖责一老儿，年约百岁。宣徽驻车，令问何故。妇人至车前云：此老儿是妾长男。宣徽怪之，下车问其仔细。妇人云：适来责此长男，为家中自有神药，累训令服，不肯服，至令老迈，须发如霜，腰曲头低，故责之。宣徽因恳求数服并方以归。常服延年益寿，气力倍常，齿落再

---

① 茯：原作"伏"，据医理及瓶花本改，下同。

生，发白再黑，颜貌如婴儿。

生干地黄　熟干地黄<small>各五两</small>　川椒<small>十两，不去核</small>　牛膝<small>三两，酒浸了为末</small>　大黑豆<small>一升，生用</small>　干山药<small>五两</small>　雌雄何首乌<small>各十两。雌者白，雄者赤，雄者不碾</small>　肉苁蓉<small>五两</small>　枸杞<small>五两</small>　藁本<small>十两，洗</small>

上将雌何首乌为末，用水甑内旦辰蒸，日出晒，夜间露，如此九蒸九晒九露，数足，焙焦为末，酒糊丸，如梧桐子大。空心温酒盐汤下。忌萝卜。

此药性温无毒，治百病，补下元，光泽皮肤，婴儿亦可服之。

经进地仙丸　凡丈夫妇人五劳七伤，肾气衰败，精神耗散，行步艰辛，饮食无味，耳焦眼昏，皮肤枯燥，妇人脏冷无子，下部秽恶，肠风痔漏，吐血泻血，诸风诸气，并皆治之。

川牛膝<small>酒浸一宿，切焙</small>　肉苁蓉<small>酒浸一宿，切焙</small>　川椒<small>去目</small>　附子<small>炮。以上各四两</small>　木鳖子<small>去壳</small>　地龙<small>去土，以上各三两</small>　覆盆子　白附子　菟丝子<small>酒浸，研</small>　赤小豆　天南星　防风<small>去芦</small>　骨碎补<small>去毛</small>　何首乌　萆薢　川羌活　金毛狗脊<small>去毛</small>　乌药<small>以上各二两</small>　绵黄耆　人参<small>各一两</small>　川乌<small>炮</small>　白茯苓　白术　甘草<small>各一两</small>

上为细末，酒煮，面糊为圆，如梧桐子大。每服三四十圆，空心温酒下。

陶隐居以此方编入《道藏》①。时有人母，幼年得风气疾，久治不瘥，五十余年。隐居处此方修合，日进二服。半年，母病顿愈，发白返黑，齿落再生。至八十岁，颜色如少年人，血气筋力倍壮，耳目聪明。其家老仆七十余岁，窃服此药，遇严冬，御绤葛，履霜雪无寒色。有别业去家七十里，每使老仆往返不移时，又能负重，非昔时比，几成地仙。

---

① 《道藏》：道经、道书总集，其主要内容是道家书、方书、道经和传记。

八味丸 刘戴花方，老人常服，延寿延年。

川巴戟一两半，酒浸去心，用荔枝肉一两，同炒赤色，去荔枝肉不要① 高良姜一两，剉碎，用麦门冬一两半，去心同炒，赤色为度，去门冬子② 川练子二两，去核，用降真香一两，剉碎同炒，油出为度，去降真香 吴茱萸一两半，去梗，用青盐一两，同炒后，茱萸炮，同用 胡芦巴一两，用全蝎十四个，同炒后，胡芦巴炮，去全蝎不用 山药一两半，用熟地黄同炒焦色，去地黄不用 茯苓一两，用川椒一两，同炒赤色，去椒不用 香附子一两半，去毛，同牡丹皮一两，同炒焦赤色，去牡丹皮不用

上一处，研为细末。盐煮，面糊为丸，如梧桐子大。每服四五十丸，空心食前盐汤下，温酒亦得。

此方温，平补肝肾，清上实下，分清浊二气，补暖丹田，接华池真水，三车不败，五漏不生，热不流于上膈，冷不侵于脾胃，令人耳目聪明。治积年冷病，除累岁沉疴，兼治遗精、白浊、妇人赤白带下。其效如神。

双补丸 刘上舍之祖在京师辟雍③，得史载之家传方，服此四十载，享年八十七岁。

熟地黄半斤，补血 菟丝子半斤，补精

上为细末，酒糊为丸，如梧桐子大。每服五十丸，人参汤下。

此方治下部虚冷，平补，不热不燥。气不顺，沉香汤下；心气虚，茯苓汤下；心经烦燥，酸枣仁汤下；小便少，车前子汤下；小便多，益智汤下。

二黄丸

黄德延曰：夫人心生血，血生气，气生精，精盛则须发不白，颜貌不衰，可以延年益算。其夭阏者，多由服热药，性燥不能滋生精血

---

① 要：四库本作"用"。
② 子：疑衍。
③ 辟雍：旧指大学所在地

也。予深烛此理，以谓药之滋补，无出生熟二地黄、天麦二门冬，世人徒知服二地黄，而不知以门冬为引导，则服二地黄者，徒过去尔。生地黄生精血，用天门冬引入所生之地；熟地黄补血，用麦门冬引入所补之地，四味互相。该说载于《本草》，可考而知。而又以人参为通气之主，使五味并归于心。药之滋补，无出于此。

生地黄　熟地黄　天门冬_{去皮}　麦门冬_{去心，各一两}　人参_{一两}

上五味为末，炼蜜为丸，如梧桐子大。每服三十丸至五十丸，空心温酒盐汤下。

此方常服，十日明目，十日不渴，自此以往，可以长生。予登真人之位，此药之功也。

扶羸黑白丹　治年尊气血虚耗，精血少不能荣养经络，精神枯瘁，行步战掉，筋脉缓纵，目视茫茫。

黑丹：

用麋茸，去床骨、皮毛，酒浸一宿，酥炙令黄。又用鹿茸，事治如麋茸之法。各等分，并为细末，酒糊为丸，如梧桐子大。

白丹：

用钟乳粉一味，糯米糊为丸。

上用此二丹，杂之而服。如觉血少，即多用黑丹；如觉气不足，即多用白丹。温酒或米饮吞下，空心食前服。史丞相常服此二丹。

还少丹　西川罗赤脚方。大补心肾，治一切虚败，心神耗散，筋力顿衰，腰脚沉重，肢体倦怠，血气羸乏，小便昏浊。服药五日，颇觉有力；十日，精神爽健；半月，气稍壮；二十日，耳目聪明；一月，夜思饮食。久服令人身体轻健，筋骨壮盛，怡悦颜色。妇人服之，姿容悦泽，大暖子宫，去一切等疾。

山药　牛膝_{酒浸一宿，焙干。以上各二两}　远志　山茱萸　白茯苓　五味子　肉苁蓉_{酒浸一宿，切，焙干}　石菖蒲　巴戟_{去心}　楮实子　杜仲_{去粗}

皮，姜汁并酒涂 茴香各一两 枸杞子 熟干地黄各半两

上为细末，炼蜜入枣肉为丸，如梧桐子大。每服三十丸，温酒盐汤下。日进三服，空心，食前。看证候加减用药：身热，加山栀子一两；心气不宁，加麦门冬子一两；精液少，加五味子一两；阳气弱，加续断一两。

胜骏丸① 治老人元气不足，真气虚弱，及诸虚，寒湿气迸袭，手足拳挛，屈伸不得，筋脉不舒，行步不随。常服益真气，壮筋骨。治肤，散一切风。

附子一枚，重八九钱，重去皮脐 当归一两，酒浸一宿 天麻酒浸 牛膝酒浸 酸枣仁炒 防风各一两 熟地黄酒浸 没药别研 木香不见火 全蝎去嘴、足、稍尾 羌活 甘草炙 槟榔 草薢炒 苁蓉酒浸 破故纸 巴戟各一两 木瓜四两 麝香二钱半，别研 乳香半两，别研

上二十味，除乳香、没药、麝香别研外，捣罗为末。用生地黄三斤，净洗研烂如泥，入无灰酒四升，烂煮如膏。以前药拌匀，杵令坚，每两分作十丸。每服一丸。细嚼，临卧酒送下。如服半月，见效甚速。无事人服此，亦壮筋力，行步如飞，故名胜骏。此药专在地黄膏要熬得好，惟春夏好合，以有生地黄也。若合半剂，每味减半。此方黄谦仲传于永福陈学谕

鲙鐀散 老人脾胃久弱，饮食全不能进，两服立效。王医继先进高庙方。

附子七个，炮 丁香 藿香叶 官桂 木香各三钱 人参半两

上为末，每服二大钱，以寻常辣糊鐀半盏，热调服，用匙挑服之。

姜黄散 治老人脾泄。

---

① 丸：原作"元"，据原书目录及四库本改。

鹰爪黄连一两，断作小段　生姜四两，净洗，和皮切作骰子块

上于银器内同炒，得姜焦黄色，去姜。以黄连碾为细末，腊茶清调下二钱，不拘时。吴兴沈漕德器传。

通利散　治老人秘涩。

和剂方，嘉禾散①须用广州增城县随风子

上每服三大钱，水一盏半、生姜三片、枣二枚，煎至七分，入蜜一匙，再煎，去滓，不拘时。制帅谢尚书用光传。

脾约丸　治老人津液少，大便燥，小便涩，其脾为约。

大黄二两，酒洗，焙　厚朴　枳壳　白芍药各半两　麻子仁一两，微炒
杏仁三分

上为末，蜜丸如桐梧子大。每服二十丸，温水下，加至三十丸。

磨积丸　治老人磨滞积，去浮肿。

厚朴　白姜　缩砂　胡椒　青皮　苍术　麦芽　陈茱萸　肉桂不见火

上用醋同盐煮，再焙干为细末。酒糊为丸，如梧桐子大。每服十丸，日午或临睡，香附子煎汤吞下，橘皮汤亦得。此方老幼常服，快脾进食。

白芷丸　治老人气虚头晕。

白芷　石斛　干姜各一两半　细辛　五味子　厚朴　肉桂　防风
茯苓　甘草　陈皮各一两　白术一两一分

上为细末，炼蜜丸，如梧桐子大。每服三十丸，清米饮下。不饥不饱服。邵致远年八十有三，有此疾，得此方，数服即愈。杨吉老传。

治眼昏，**夜光育神丸**

养神明，育精气，主健忘，益智聪心，补血不壅燥，润颜色，远视移时，目不眩眩，脏腑调适。久服目光炯然，神宇泰定，语音清

---

① 嘉禾散：出自宋代《太平惠民和剂局方》卷三。

彻，就灯永夜，眼力愈壮，并不昏涩，不睡达旦，亦不倦怠。服两三月后，愈觉神清眼明，志强力盛，步履轻快，体气舒畅，是药之效。常饵如饮食，一日不可辍。惟在修合，洗濯洁净。药材须件件正当，不宜草率。

熟地黄洗，晒干，酒浸　远志净洗，就砧上捶碎，取皮去骨木　牛膝去芦　菟丝子净洗，晒干，以酒浸，别研如泥　枳壳净洗去瓤，麸炒赤色　地骨皮须自取净，洗净，砧上捶打，取皮　当归净洗，晒干，焙亦得

以上七味各等分，逐一秤过，分两平，除地黄、菟丝子别器用酒浸，其余五味同剉细，共入一钵内或瓷瓮内。若每件十两，都用第一等无灰浓酒六升，同浸三宿，取出，文武火焙干。须试火，令得所，不可太猛，恐伤药性。十分焙干，捣罗为末，以两手拌令十分匀。炼蜜为丸，如梧桐子大。每服空心盐酒下三十丸，加至四五十丸，亦不妨。若不饮酒，盐汤亦得，但不如酒胜。炼蜜法，冬五滚，夏六七滚，候冷，以纸贴惹去沫，丸后都入微火焙，少顷，入瓮收。陈书林云：黄牧仲司谏常服此药，晚年目视甚明，因传其方。

李守愚取黑豆紧小而圆者，侵晨以井花水吞二七粒，谓之五脏谷，到老视听不衰。《本草》云：熟地黄、麦门冬、车前子相杂，治内障眼有效。屡试信然。其法：细捣罗，蜜丸如桐子大。三药皆美，捣罗和合，异常甘香，真奇药也。

牢牙乌髭方

绍定壬辰①，江淮赵大使克复盱眙②时，纳合行省相公，名买住，来金陵，予在赵监军厅同会。纳合年逾七十，鬓发髭须皆不白。质其所由，谓吾国有行台，出典藩镇，髭须皓然，数载归朝，而须发皆

---

① 绍定壬辰：即绍定五年（1232）。绍定是南宋皇帝理宗的年号。

② 盱眙：古代行政区，在今江苏盱眙县东北。绍定五年，金将以盱眙降宋，宋改盱眙军为招信军，辖天长、招信两县，隶属淮南东路。

黑。人怪其异，自序遇一方，牢牙乌髭，岁久得效，因传其方，却不言分两，续乙巳年会张经历朝请，始得分两云。紫壶温尉序。

旱莲草二两半。此草有二种：一种是紫菊花，炉火客用之；此一种，再就北人始识之，《本草》中名鲤肠草，孙真人《千金方》名金陵草，浙人谓之莲子草，其子若小莲蓬故也 芝麻莘三两。此是压油了麻枯饼是也 诃子二十个，并核剉 不蛀皂角三铤 月蚕沙二两 青盐三两半，盖青盐吾乡少，且贵价，只以食盐代之，但药力减少 川升麻三两半，最治牙痛

上为末，醋打薄糊为丸，如弹子大，捻作饼子，或焙或晒。以干为度。先用小口瓷瓶罐子，将纸筋泥固济，曝干，入药饼在瓶内，塘灰火中烧令烟出，若烟淡时，药尚存性，急取退火，以黄泥塞瓶口，候冷，次日出药旋即①数丸旋研为末。早晚用如揩牙药，以温汤灌嗽使牙药时，须少候片时，方使灌漱。久用功莫大焉。

乌髭方甚多，此方颇为奇异，故抄之。

吾祖知县承议公家传常用牢牙方：

荆芥不见火 土芎 细辛 当归

上为末，使时未可便用水漱，须令药气入牙内，良久方漱为佳。常用至老，牙不动摇。

[**点评**] 人在不同年龄阶段，身体的气血阴阳有强弱盛衰的不同。老人气血津液不足、脏腑衰败，在这种生理状态下，很容易产生疾病或感染时疾，也容易致疾病迁延难愈，衍变成顽疾，所以要根据老人的生理、病理情况，选择适宜的补益防病治病方药。"集方"篇的方药是邹氏根据自己的生活经历，按照老人生理状态和好发疾病的原则，在陈直收录方药的基础上增加许多方药汇总而成的，总共32个方剂。这些方药主要用于老人气血津液虚

---

① 即：原作"取"，据四库本改。

衰而出现的阳虚诸寒证，表现为眼耳不聪、发白齿摇等，亦可益气健脾、益脑增髓、补肾益精。纵观全篇，不管是补益方还是疗疾方，用药多药性和缓，适合长期服用，对现代老人补益身体、治疗慢性病也具有指导意义。比如以秘传六和丸为基础方来补脾活血，以二黄丸为基础方补益气血津液，以磨积丸为基础方治疗老人食多积滞等。具体使用，需要咨询医生，不可乱用、滥用。

东坡^①治脾节饮水说

脾能母养余脏，养生家谓之黄婆。司马子微著《天隐子》，独教人存黄气入泥丸，能致长生。太仓公言，安谷过期，不安谷不及期。以此知脾胃全^②固，百疾不生。近见江南一老人，年七十三，状貌气力如四五十人。问其所得，初无异术，但云平生习不饮汤水耳。常人日饮数升，吾日减数合，但只沾唇而已。脾胃恶湿，饮少胃强，气盛液行，自然不湿。或冒暑远行，宜不念水。此可谓至言不烦。周曼叔比得肿疾，皆以利水药去之。中年以后，一利一衰，岂可去^③乎？当及今无病时，力养胃气。若土能制水，病何由生？向陈彦升云：少时得此疾，服当归、防己之类，皆不效，服金液丹，灸^④脐下乃愈。此亦固胃助阳之意，但火力外物，不如江南老人之术。姜、桂辣药，例能胀肺，多为肿媒，不可服。

陈书林云：友人陈昊卿，年六十二，面色光泽。扣之以何道致此，云常时绝不饮汤水，虽羹汁亦少呷。参以坡公之说，方审昊卿之

---

① 东坡：苏轼，字子瞻，又字和仲，号铁冠道人、东坡居士，世称苏东坡、苏仙，四川眉州人，祖籍河北栾城，北宋文学家、书法家、画家。此段出自苏轼《和桃源诗序》。

② 全：四库本作"令"。

③ 去：四库本及《永乐大典》作"数"。

④ 灸：原作"炙"，据《永乐大典》改。

言为信。

【点评】此篇主要介绍了东坡用节饮水的方法治疗脾病水肿。一些养生家还认为不饮汤水能顾护脾胃以养生。脾喜燥恶湿，胃喜润恶燥，如果脾气虚弱不能运化水液，适当减少饮水量是可以的，但是正常人饮水过少对脾胃是不利的。西医学认为正常人每天平均耗水量为 2000~2500mL，体内物质氧化可生水 300mL，故每日应补充水分 2200mL。夏天每日补充水分在 3000mL 左右，才能满足人体需要。感冒发热时一定要多喝水，以补充因体温上升而流失的水分，还能促进身体散热，帮助病人恢复健康；中暑、膀胱炎、便秘和皮肤干燥患者多喝水在一定程度上能缓解病情。但患有浮肿、心力衰竭、肾衰竭等疾病的人不宜多喝水，否则会加重心脏、肾脏负担，加剧病情，应根据医生建议饮水。正常人饮水可以少量多次，不能等口渴时再喝水，口渴已是体内轻微失水的表现。

饮食用暖

王玠，密人①。常②食道傍，有一老人进言，饮食须用暖。盖脾喜温，不可以冷热犯之，惟暖则冷热之物至脾皆温矣。又因论饮食，太冷热皆伤阴阳之和。《晁氏客语》

【点评】王玠，字道渊，号混然子，元曲作家，道士，南昌修

① 密人：密须国人。
② 常：四库本作"尝"。

水（今属江西省）人，著有《还真集》。邹氏借王玠的神话故事告诉人们脾胃喜温，饮食不可过冷过热，只有温度适宜才能顾护脾胃。晁说之在《晁氏客语》中云："盖脾喜温，不可以冷热犯之，惟暖则冷热之物至脾皆温矣。又因论饮食太冷热，皆伤阴阳之和。"老人脾胃功能衰退，更接受不了刺激，所以老人饮食要控制温度。过冷损伤脾胃阳气，过热灼伤口腔和食管，都不利于老人的健康。

戒夜饮说

酒，古礼也。奉祭祀，会宾亲，制药饵，礼有不可缺者。用之有时，饮之有度，岂可以为常而不知节哉？《礼经》：宾主百拜而酒三行①者，盖重其道而不容轻故尔，岂令人浮沉于其中乎？予家祖父处世养生，惟务淡薄②，皆享年八九十上下。予自幼年性喜恬退③，今又七十余矣。饮酒止一二盏，才夜即睡，明早即起。居常既罕病，且康健，亦自知节戒④之功然也。人生天地间，贫贱者多，贵而富岂易得哉！倘能戒夜饮，顺阴阳，正⑤寤寐，保精气，使一身神识安宁，百邪不侵，安享天年，岂不幸欤！好生君子审而察之。此序见《陈氏经验方》，不记何人所作。

【点评】酒，是古代人生活中不可或缺的居家之品，在祭祀、

---

① 行：量词。斟酒劝饮一遍为一行。
② 淡薄：淡泊名利。
③ 恬退：淡于名利、安于退让。
④ 戒：戒除不良嗜好。
⑤ 正：正常寝息。

药用、宴饮宾客等方面都是必备的，但是陈氏认为"用之有时，饮之有度"，不能因为它是必备之品就不知道节制。陈氏通过"戒夜饮"一事告诫众人，养成良好的生活习惯，起居有常，节制嗜欲，保养精气，才能使人精神安宁，疾病不侵，安享天年。生活习惯是影响人健康的重要因素，很多慢性病主要是因为不良的生活习惯导致的。老人体虚正亏，良好的生活习惯更是顾护正气、预防疾病的重要方法。养成良好的生活习惯要从小开始，要坚持到老。

擦涌泉穴

其穴在足心之上①，湿气皆从此入。日夕之间常以两足赤肉，更次用一手握指，一手磨擦，数目多时，觉足心热，即将脚指②略略动转，倦则少歇，或令人擦之亦得，终不若自擦为佳。陈书林云：先公每夜常自擦至数千，所以晚年步履轻便。仆性懒，每卧时只令人擦至睡热即止，亦觉得力。乡人郑彦和自太府丞出为江东仓，足弱不能陞辞。枢莞黄继道教以此法，逾月即能拜跪。霅③人丁邵州致远病足半年，不能下床，遇一道人，亦授此法，久而即愈。今笔于册，用告病者，岂曰小补之哉！

东坡云：扬州有武官侍真者，官于二广④十余年，终不染瘴，面色红腻，腰足轻快。初不服药，唯每日五更起坐，两足相向，热磨涌泉穴无数，以汗出为度。

---

① 上：原作"土"，据四库本及《安老怀幼书》改。
② 指：原作"脂"，据四库本及《安老怀幼书》改。
③ 霅(zhá 闸)：浙江省湖州市的别称，因境内有霅溪而得名。
④ 二广：指宋代广南西路与广南东路，即今广西壮族自治区与广东省。

欧公平生不信仙佛，笑人行气①，晚年云：数年来足疮一点，痛不可忍，有人传一法，用之三日，不觉失去。其法：重足坐，闭目握固，缩谷道，摇飐为之，两足如气球状，气极即休，气平复为之，日七八，得暇即为，乃般运捷法也。文忠痛已即废。若不废，常有益。又《与王定国书》云：摩脚心法，定国自己行之，更请加工不废，每日饮少酒，调节饮食，常令胃气壮健。涌泉穴在足心陷者中，屈足卷指宛宛中，足少阴脉所出，为井地。

擦肾俞穴

陈书林云：余司药市仓部轮差②，诸军请米受筹，乡人张成之为司农丞监史同坐。时冬严寒，余一二刻间两起便溺。问曰：何频数若此。答曰：天寒自应如是。张云：某不问冬夏，只早晚两次。余谂之曰：有导引之术乎？曰：然。余曰：旦夕当北面③。因暇专往叩请。荷其口授曰：某先为李文定公家婿，妻弟少年遇人有所得，遂教小诀：临卧时坐于床，垂足，解衣，闭气，舌柱上腭，目视顶，仍提缩谷道，以手磨擦两肾俞穴，各一百二十次，以多为妙，毕即卧。如是三十年，极得力。归禀老人，老人行之旬日，云：真是奇妙。亦与亲旧中笃信者数人言之，皆得效。今以告修炼之士云。

---

① 行气：亦称"服气""食气""炼气"，道教早期修炼方术之一，是指一种以呼吸吐纳为主，辅以导引、按摩的养生内修方法。一般又分外息法和内息法两大类。

② 差：原作"羌"，据《永乐大典》及《安老怀幼书》改。

③ 北面：指拜师求教。旧时老师的座位坐北朝南，学生北面受教，以示尊敬，故以北面代指以弟子礼拜师求教。

【点评】上两篇主要介绍两个按摩保健防病的方法，擦涌泉、肾俞。这两个穴位均与肾关系密切，按摩之能起到补肾阳、强腰膝的作用。上两篇还介绍了呼吸导引之法，一可治疗足疮导致的足痛，二可治疗严冬尿多的病症，两法都是有人亲身练习实践证实有效的。现代人大病小病都去医院，或自己扛着，不知道预防和自我治疗。以上方法简单易操作，且没有毒副作用，值得尝试。

东坡《酒经》

南方之氓，以糯与粳杂以卉药而为饼，嗅之香，嚼之辣，揣之枵然而轻，此饼之良者也。吾始取面而起肥之，和之以姜液，蒸之使十裂，绳穿而风戾之，愈久而益悍，此曲之精者也。米五斗为率而五分之，为三斗者一，为五升者四。三斗者以酿，五升者以投，三投而止，尚有五升之赢也。始酿以四两之饼，而每投以二两之曲，皆泽以少水，足以散解而匀停也。酿者必瓮按而井泓之，三日而井溢，此吾酒之萌也。酒之始萌也，甚烈而微苦，盖三投而后平也。凡饼烈而曲和，投者必屡尝而增损之，以舌为权衡也。既溢之，三日乃投，九日三投，通十有五日而后定也。既定乃注以斗水，凡水必熟而冷者也。凡酿与投，必寒之而后下，此炎州①之令也。既水五日乃篘②，得三斗有半，此吾酒之正也。先篘半日，取所谓赢者为粥，米一而水三之，揉以饼曲凡四两，二物并也，投之糟

---

① 炎州：南方地区。《楚辞·远游》云"嘉南州之炎德兮，丽桂树之冬荣"，后因以"炎州"泛指南方广大地区。

② 篘：滤酒的器具，亦指滤酒。

中，熟捆而再酿之五日，压得斗有半，此吾酒之少劲者也，劲正合为四斗。又五日而饮则和，而力严而猛也。篘之不旋踵而粥投之[①]，少留则糟枯，中风而致[②]酒病也。酿久者酒醇而丰，速者反是，故吾酒三十日而成也。

洪内翰曰：此文如太牢八珍，咀嚼不嫌于致力，则真味愈隽永。今附编与耆英喜文章者玩之。欧公《醉翁亭记》用二十一"也"字，此经用十六"也"字，每一"也"字上必押韵，暗寓于赋，而读之者不觉其激昂渊妙，殊非世间笔墨所能形容也。

【点评】这是一篇美文，古人交相称赞，认为其"殊非世间笔墨所能形容也"。文中详细介绍了东坡酿制好酒的方法，也体现出东坡先生擅长酿酒和对酒的喜爱。如何酿制出好酒，是古今一直追寻的问题。有酿酒爱好者，可以按照文中方法尝试一下，看看能否酿造出"和，而力严而猛""醇而丰""少劲"的酒。

仲长统《乐志论》

使居有良田广宅，背山临流，沟池环匝，竹木周布，场圃筑前，果园树后。舟车足以代步涉之难；使令足以息四体之役。养亲有兼珍之膳，妻孥无苦身之劳。良朋萃止，则陈酒肴以娱之；嘉时吉日，则烹羔豚以奉之。蹰躇畦苑，游戏平林。濯清水，追凉风，钓游鲤，弋高鸿。讽于舞雩之下，咏归高堂之上。安神闺房，思老氏之玄虚；呼吸精和，求至人之仿佛。与达者数子论道讲书，俯仰二仪，错综人

---

① 之：原脱，据四库本补。

② 致：原脱，据四库本补。《永乐大典》作"成"。

物。弹南风之雅操，发清商之妙曲。逍遥一世之上，睥睨天地之间。不受当时之责，永保性命之期。如是则可以陵霄汉，出宇宙之外矣，岂羡夫入帝王之门哉！

【点评】仲长统（179—220），字公理，山阳郡高平（今山东省邹城市西南部）人，著有《昌言》，东汉末年哲学家、政治家。仲长统才华过人，性豪爽卓异，洒脱不拘，敢直言，不矜小节，默语无常，时人称为"狂生"。《乐志论》形象地描绘了仲长统的人生理想。那是一种无劳苦又无干扰、隐居避世的闲适生涯，体现了传统的道家养生观。仲长统还认为，奉养过厚并非好事，正因个人淫乐影响后代，使得后代先天不足，疾病难医。这也解释了现代"富贵病"的产生和危害，营养过剩、护卫过当所致"富贵病"可能会遗传给后代。古人云："良田千顷，不过一日三餐；广厦万间，只睡卧榻三尺。"老人最需心平气和，知足常乐，放弃攀比，清淡饮食，营养均衡，安享晚年。

照袋①

王少保仁裕每天气和暖，必乘小驷，从三四苍头，携照袋，贮笔砚、《韵略》、刀子、笺纸，并小乐器之类，名园佳墅，随意所适。照袋以乌皮为之，四方有盖并襻，五代士人多用之。偶阅此事，寓笔于兹，视沈存中游山之具，尤为简便。

【点评】宋代陶谷《清异录》卷下《器具门》里介绍的"方便囊"，

---

① 照袋：随身携带的盛放文具、杂物的袋子。

就是一种外出游玩方便携带用具的袋子，与现代人出去游玩背的包、拿的行李箱相类似。文曰："唐季王侯竞做方便囊，重锦为之，形如今之照袋。每出行，杂置衣、巾、篦、鉴、香药、词册，颇为简快"。

处方

人有常言，看方三年无病可治，治病三年无药可用。噫！有是哉。余近苦脚膝酸疼，吕惠卿处以经进地仙丹，连服三日而愈。由是知天下无不可治之病，医书无不可用之方，特在于遇医之明不明耳。

地仙丹，见前第十八方。

【点评】邹氏借自己的亲身经历说明医学需要理论和实践的结合，二者缺一不可，且这个过程需要很长时间，不能一蹴而就。没有临床经验，纸上谈兵，真正临证时就不知选何方；若是基础知识不牢，治病时很难灵活运用方药。只有高明的医生才能做到"天下无不可治之病，医书无不可用之方"。

食治方

凡饮，养阳气也。凡食，养阴气也。天产动物，地产植物。阴阳禀质，气味浑全。饮和食德，节适而无过，则入于口，达于脾胃；入于鼻，藏于心肺。气味相成，阴阳和调，神乃自生。盖精顺五气以为灵，若食气相恶，则伤其精；形受五味以成体，若食味不调，则伤其形。阴胜则阳病，阳胜则阴病。所以谓安身之本，必资于食。不知食宜，不足以存生。古之别五肉、五果、五菜，必先之五谷。以夫生生不穷，莫如五谷为种之美也。苟明此道，安腑脏，资血气，悦神爽志，平疴去疾，何待于外求哉！孙真人谓：医者先晓病源，知其所犯，以食治之，食疗不愈，然后命药。陈令尹书食治之方已备，续编糜粥之法已详。此卷所编诸酒、诸煎、诸食治方，有草木之滋焉。老人平居服食，可以养寿而无病，可以消患于未然；临患用之，可以济生而速效也。

食治诸方，不特老人用之，少壮者对证疗病，皆可通用。负阴抱阳，有生所同，食味和调，百病不生。保生永年，其功则一。

【点评】邹氏提出"形受五味以成体，若食味不调，则伤其形"。脾胃为后天之本，是维持生命的动力来源，而动力的原料便是饮食。饮食得当，脏腑正常消化吸收，身体营养充分的同时没有负担。若饮食失当，偏多偏少，或五味偏嗜、偏冷偏热，都不利于脏腑消化吸收，长此以往，身体负担增多、营养失衡。老人的身体本来已处于衰退的阶段，更受不得这样的刺激，所以在日常生活中要注意饮食，以预防疾病，延年益寿。

真一酒

米、麦、水三一而已，此东坡先生真一酒也。

拨雪披云得乳泓，蜜蜂又欲醉先生。真一，色味颇类予在黄州日所酿蜜酒也。稻垂麦仰阴阳足，器洁泉新表里清。晓日着颜红有晕，春风入髓散无声。人间真一东坡老，与作青州从事名。

东坡云：予在白鹤新居，邓道士忽扣门，时已三鼓，家人尽寝，月色如霜。其后有伟人，衣桄榔叶，手携斗酒，丰神英发如吕洞宾。曰：子尝真一酒乎？就坐，三人各饮数杯，击节高歌。袖出一书授予，乃真一法及修养九事。其末云九霞仙人李靖。既出，恍然。

桂酒

《楚词》[①]曰：奠桂酒兮椒浆[②]。是桂可以为酒也。有隐居者，以桂酒方教吾，酿成而玉色，香味超然，非世间物也。

捣香筛辣入瓶盆，盎盎春溪带雨浑。收拾小山藏社瓮，招呼明月到芳樽。酒材已遣门生致，菜把仍叨地主恩。烂煮葵羹斟桂醑，风流可惜在蛮村。

天门冬酒

醇酒一斗，六月六日曲末一升，好糯米五升作饭，天门冬煎五升。米须淘讫晒干，取天门冬汁浸。先将酒浸曲如常法，候炒饭适寒温，用煎和饮[③]，令相入投之。春夏七日，勤看勿令热，秋冬十日熟。

庚辰岁正月十二日，天门冬酒熟，予自漉之，且漉且尝，遂以大醉。

自拨床头一瓮云，幽人先已醉奇芬。天门冬熟新年喜，曲米春香并舍闻。菜圃渐疏花漠漠，竹扉斜掩雨纷纷。拥裘睡觉知何处，吹面东风散缬纹。

山药酒　补虚损，益颜色。

用薯蓣于砂盆中细研，然后下于铫中。先以酥一大匙熬令香，次旋添酒一盏，搅令匀，空心饮之。

川人黄葛峰次辰，冬月霜晨，常以待客。

---

① 《楚词》：即《楚辞》，我国古代的诗歌总集之一，西汉刘向辑，东汉王逸为其作章句。收录战国楚人屈原、宋玉和汉代淮南小山、东方朔、王褒、刘向等人的辞赋，以屈原作品为主。
② 奠桂酒兮椒浆：出自《九歌·东皇太一》。
③ 饮：《永乐大典》作"饭"。

又方 治下焦虚冷，小便数，瘦损无力。

生薯药半斤，刮去皮，以刀切碎，研令细烂。于铛中着酒，酒沸下薯，不得搅。待熟，着盐、葱白，更添酒。空腹饮三二盏，妙。

菖蒲酒

通血脉，调荣卫，主风痹，治骨立萎黄。医所不治者，服一剂，经百日，颜色丰足，气力倍常，耳目聪明，行及奔马，发白更黑，齿落再生，昼夜有光，延年益寿。久服得与神通。

菖蒲

上捣绞取汁五斗，糯米五斗，炊熟，细面五斤，捣碎，相拌令匀。入瓷器密盖三七日即开。每温服一中盏，日三。

又方

菖蒲三斤，薄切，日中晒令极干，以绢囊盛之。玄水一斗清者玄水者，酒也。悬此菖蒲，密封闭一百日，出视之如绿菜色。以一斗熟黍米内中，封十四日间出。饮酒，则三十六种风有不治者，悉效。

又方

菖蒲一斗，细剉，蒸熟　生术一斗，去皮，细剉

上二味都入绢袋盛，用清酒五斗，入不漏瓮中盛，密封。春冬二七，秋夏一七日取开。每温饮一盏，日三。令人不老，强健，面色光泽，精神。

菊花酒　壮筋骨，补髓，延年益寿，耐老。

菊花五升　生地黄五升　枸杞子根五升

上三味都捣碎，以水一石，煮出汁五斗，炊糯米五斗，细曲碎令匀，入瓮内密封，候熟，澄清。每温服一盏。

东坡云：菊黄中之色，香味和正；花、叶、根、实，皆长生也。又云：仙姿高洁，宜通仙灵。

紫苏子酒

紫苏子一升，微炒　　清酒三升

上捣碎，以生绢袋盛，纳于酒中，浸三宿，少少饮之。《日华子》云：苏子主调中，益五脏，下气补虚，肥健人，润心肺，消痰气。

枸杞子酒　明目驻颜，轻身不老，坚筋骨，耐寒暑，疗虚羸黄瘦不能食。服不过两剂，必得肥充，无所禁断。

枸杞子五升，干者，捣　　生地黄切，三升　　大麻子五升，捣碎

上先捞麻子令熟，摊去热气，入地黄、枸杞子相和得所，纳生绢袋中，以酒五斗浸之。密封，春夏七日，秋冬二七日。取服，多少任意，令体中微有酒力，醺醺为妙。谚云：去家千里，勿食萝摩、枸杞。此言其补益精气，强盛阴道。久服令人长寿。叶和羊肉作羹，益人。

术酒

术三十斤，去黑皮，净洗捣碎，以东流水三石，于不漏器中渍之，三十日①压漉去滓，以汁于瓷器中盛贮。夜间候流星过时，抄自己姓名，置于汁中，如是五夜，其汁当变如血。旋取汁以浸曲，如家酝法造酒。酒熟任性饮之，十日万病除，百日发白再黑，齿落更生，面有光泽。久服延年，不老。忌桃、李、蛤肉。服此酒者，真康节所谓"频频到口微成醉，拍拍满怀都是春"也。

苏合香酒

苏合香丸有脑子者，炙去脑子

上用十分好醇酒，每夜将五丸浸一宿，次早温服一杯，除百病，辟四时寒邪不正之气。旧酒尤佳。

---

①　三十日：四库本及《永乐大典》均作"二十日"。

醉乡宝屑

经进八仙散　壮脾进食，令人饮酒不醉。宣和初，华山贡士张老人，号为铁翁居士，入山采药，遇道人在石岩坐共酌。约有八人，手中各出一物，亦令张翁坐，与少酒饮。饮数杯，各赐手中之物，张翁熟视之，乃八味药也。兼求其方，名曰八仙剉散。

干葛_{纹细嫩有粉者}　白豆蔻_{去皮壳}　缩砂仁_{实者}　丁香_{大者。以上各半两}
甘草_{粉者，一分}　百药煎_{一分}　木瓜_{盐窨，加倍用}　烧盐_{一两}

上件八味，共细剉，人不能饮酒者，只抄一钱细嚼，温酒下，即能饮酒。醉乡宝屑，无如此方之妙。

丁香饼子　温胃去痰，解酒进食，宽中和气，仍治积滞不消，心腹坚胀，痰逆呕哕，噫酢吞酸，胁肋刺痛，胸膈痞闷，反胃恶心等证。

半夏_{汤泡，二两}　白茯苓_{去皮，一两}　丁香_{半两，不见火}　白术_{一两，炒}
川白姜_{一两，炒}　甘草_{一两，炙}　白扁豆_{用姜汁浸，蒸熟，焙，一两}　橘红_{二两，去白膜，汁浸一宿，焙}

上为细末，用生姜汁煮，薄面糊为饼，如大棋子大。每服一饼，细嚼，生姜汤下，不以时。

柑皮散　治酒毒烦渴，或醉未醒。

柑子皮_{二两，洗，焙干}

上一味，捣罗为散。每服三钱匕，水一盏，煎三五沸，温服。或入少盐末，沸汤点。未效，再服。

石膏汤　治饮酒过多，大醉难醒。

石膏_{五两}　葛根_剉　生姜_{细切，各半两}

上剉如麻豆大。每服五钱匕，水二盏，煎至一盏，去滓温服，不拘时候。

解酒葛花散①

葛花—两

上捣为散。沸汤点一大钱匕，不拘时。亦可煎服。

又方

葛根细剉，作粗末。每服三钱，水一盏煎，去滓温服。

又方

干桑椹二合，用酒一升，浸一时久，取酒旋饮之，即解。

大寒凝海，惟酒不冰。酒大热，不可多饮。邵康节②诗又云：斟有浅深存燮理，饮无多少系经纶。在老人斟酌间何如耳。

【点评】该篇介绍的主要是具有补益祛病功效的药酒和解酒方药。一方面详细介绍了这些药酒的原料、制作方法、饮用方法和功效等，有助于喜爱饮酒的人养生；一方面介绍醉酒的解酒方药，饮之可增加酒量、解酒毒、理气护脾胃等。适当饮酒有利于健康，过度饮酒有损健康。本篇发挥饮酒的有利方面，规避饮酒的不利方面，趋利避害。老人偶尔喝点药酒可通经活脉，但是喝多伤身。所以可饮山药酒补虚悦颜，饮菊花酒补髓壮筋骨，单用葛花解酒等。

---

① 葛花散：原脱，据原书目录补。
② 邵康节：即邵雍，北宋理学家。

诸煎

地黄煎

每年十月，用生地黄十斤，浮洗漉出，一宿后，捣压取汁，鹿角胶一大斤半，生姜半斤绞取汁，蜜二大升，酒四升。以文武火煎地黄汁数沸，即以酒研紫苏子滤取汁，下之。又煎二十沸以来下胶；胶尽下酥蜜，同汁煎良久，候稠如饧，贮洁器中。凌晨取一匕，以温酒调服之。

东坡答滕达道书：蒙惠地黄煎，扶衰之要药，若续寄为幸。又与翟东玉书云：药之膏油者，莫如地黄，啖老马皆复为驹。吾晚学道①，血气衰耗，如老马矣，欲多食生地黄而不可得也。此药以二、八月采者良。

金樱子煎

经霜后，以竹夹子摘取，于木臼中转柞却刺，勿损之。擘为两片，去其子，以水淘洗过，烂捣入大锅，以水煎，不得绝火。煎约水耗半，取出澄滤过，仍重煎似稀饧。每服取一匙，用暖酒一盏调服，其功不可具载。

沈存中云：金樱子止遗泄，取其温且涩。世之用者，待红熟，取汁熬膏，大误也。红熟则却失本性。今取半黄时采为妙，十一月、十二月采佳。

《本草》云：疗脾泄下痢，止小便利，涩精气。久服令人耐寒轻

---

① 学道：学习道艺，即学习儒家学说，如仁义礼乐之类。

身，方术多用之。

金髓煎

枸杞子不计多少，逐日旋采摘红熟者，去嫩蒂子，拣令洁净，便以无灰酒于净器浸之。须是瓮，用酒浸，以两月为限，用蜡纸封闭紧密，无令透气。候日数足，漉出于新竹器内盛贮，旋于沙盆中研令烂细，然后以细布滤过。候研滤皆毕，去滓不用，即并前渍药酒，及滤过药汁搅匀，量银锅内多少升斗作番次，慢火熬成膏。切须不住手用物搅，恐粘底不匀。候稀稠得所，然后用净瓶器盛之，勿令泄气。每早晨温酒下二大匙，夜卧服之。百日中身轻气壮。积年不废，可以延寿。

茯苓煎

白茯苓五斤，去黑皮捣筛，以熟绢囊盛，于三斗米下蒸之，米熟即止，曝干，又蒸。如此三过，乃取牛乳二斗和合，着铜器中，微火煮如膏，收之。每食以竹刀割取，随性任饱，服之则不饥。如欲食，先煮葵菜汁饮之，任食无碍。

又方

养老延年服茯苓方，华山铤子茯苓，研削如枣许大，令四方有角。安于新瓷瓶内，以好酒浸，以三重纸封其头，候百日开，其色当如饧糖。可日食二块，百日后肌体润泽；服一年后，可夜视物；久久食之，肠化为筋，可延年耐老，面若童颜。

《本草》：茯苓补五劳七伤，安胎，暖腰膝，开心益智，止健忘。忌醋及酸物。

补骨脂煎

唐郑相公为南海节度，七十有五，越地卑湿，伤于内外，众疾俱作，阳气衰绝。乳石补益之药，百端不应。有诃陵国[①]舶主李摩诃献此方，经七八日，觉其功神验，自尔常服之。其方用破故纸十两，拣洗为末，用胡桃肉去皮二十两，研如泥，即入前末。更以好炼蜜和匀如饴，盛瓷器中。旦日以温酒化药一匙服之。不饮酒者温熟水化下，弥久则延年益气，悦心明目，补添筋骨。但禁食芸薹、羊血。

五味子煎

五味子红熟时采得，蒸烂，研取汁，去子熬成稀膏。量酸甘入蜜，再火上待蜜熟，俟冷，器中贮，作汤。肺虚寒人，可化为汤，时时服。作果，可以寄远。

五味皮肉甘酸，核中辛苦有咸味，此则五味具也。移门子服之十六年，色如玉女，入水不沾，入火不灼。

《本草》云：主益气，咳逆上气，劳伤羸瘦，补不足，强阴益精，养五脏，除热生阴，中肌。入药生曝，不去子。

薄荷煎

消风热，化痰涎，利咽膈，清头目。

龙脑薄荷叶一斤　川芎三两　桔梗五两，去芦　甘草四两　防风三两
缩砂仁一两

上为末，炼蜜为剂。此药看之甚可忽，用之大有功。仓卒之中，亦可应手解利。

治遍身麻痹，百节酸疼，头昏目眩，鼻塞脑痛，语言声重，项背拘急，皮肤瘙痒，或生瘾疹，及治肺热喉腥，脾热口甜，胆热口苦。又治鼻衄唾血，大小便出血，及脱着伤风，并沐浴后风，并可

---

① 诃陵国：古南海国名。

服之。

两眼暴赤肿痛，可以生薄荷取汁，更调此药令稀，贴两太阳，临睡更贴上下两眼睑，次日即散。

治肠风下血，可用此药二贴，和雪糕圆，如梧桐子大。作二服，空心熟水下，即止。

麦门冬饮

东坡诗云：一枕清风直万钱，无人肯买北窗眠。开心暖胃门冬饮，知是东坡手自煎。

《本草》云：麦门冬，根上子也。安魂定魄，止渴肥人，治心肺虚热，并虚劳客热头痛。亦可取苗作熟水饮之。

陶隐居云：以四月采。冬月作实如青珠，根似矿麦，故谓麦门冬。以肥大者为好，用之汤泽，抽去心，不尔令人烦。

甘露饮

常服快利胸膈，调养脾胃，快进饮食。

干饧糟头_{酢者，六分}　生姜_{四分，洗净和皮}

上相拌捣烂，捏作饼子，或焙或晒，令干。每十两用甘草二两炙，同碾罗为末。每服二钱，入少盐，沸汤点，不拘时候。

此方专治翻胃、呕吐不止，饮食减少。常州一富人病翻胃，往京口甘露寺设水陆，泊舟岸下梦一僧持汤一杯与之。饮罢，犹记其香味，便觉胸膈少快。早入寺，知客供汤乃是梦中所饮者，胸膈尤快。遂求其方，修制数十服后疾遂瘥，名曰观音应梦散。予得之，常以待宾，易名曰甘露饮。在临河①，治一书吏，旋愈，切勿忽之。陈书林②

---

① 河：《永乐大典》、四库本、《安老怀幼书》均作"汀"。
② 陈书林：《永乐大典》《安老怀幼书》均作"陈书"。

【点评】上述诸条主要介绍了一些补益和治病的食治方药，它们多制成膏丸剂缓和药性，适合长期服用。邹氏根据老人因精血亏虚而出现的诸证，附上地黄煎、金樱子煎、金髓煎等方药及服法，补老年之亏损以祛病益寿。治病方药主要介绍几个制作相对简单、药效实用且毒副作用小的方药，比如薄荷煎、麦门冬饮和甘露饮等，有利于人们日常生活中通过饮食治疗一些常见疾病。

糯米糕

治小便数。用纯糯米糕一掌大，临卧炙令软，熟啖之，仍以温酒下。不能饮，温汤下，坐行良久，待心间空便睡。盖糯稻能缩水，凡人夜饮酒者，是夜辄不尿，此糯之力也。

又方

有人渴，用糯禾秆斩去穗及根，取其中心，净器中烧作灰，每用一合许，汤一碗沃浸良久，澄去滓，乘渴顿饮之。此亦糯稻缩水之力也。

杏仁粥

杏仁二两，去皮尖，研　　猪肺一具，去管和研，令烂如糊

上用瓦瓶煮粥，令熟，却将瓷碗放火上炙，令热，以猪肺①糊在碗内，便泻粥盖之，更以热汤抵令熟后服之，大能补肺气。

人参粥

人参半两，为末　　生姜取汁，半两

上二味，以水二升，煮取一升，入粟②米一合，煮为稀粥，觉饥即食之。治反胃吐酸水。

---

① 肺：原作"肚"，据《永乐大典》、四库本及《安老怀幼书》改。
② 粟：原作"栗"，据《永乐大典》、四库本改。

枸杞叶粥

枸杞叶半斤，细切　粳米二合

上二味，于石器中相和，煮作粥，以五味末、葱白等调和食之。

烧肝散　治男子妇人五劳七伤，胸膈满闷，饮食无味，脚膝无力，大肠虚滑，口内生疮，女人血气，并宜服之。

肉豆蔻三个，和皮　官桂　香白芷　当归　破故纸　人参　茯苓　桔梗各半两

上为末。每服四钱半，羊肝四两作片，掺药在上，以纸裹后，用南粉涂，文武火煨熟，米饮嚼下。

参归腰子　治心气虚损。

人参半两，细切　当归半两，上去芦，下去细者，取中段切　猪腰子一双

上以腰子用水两碗，煮至一盏半，将腰子细切，入二味药，同煎至八分。吃腰子，以汁送下。有吃不尽腰子，同上二味药淬焙干，为细末，山药糊为丸，如梧桐子大。每服三五十丸。此药多服为佳。

昆山神济大师方，献张魏公丞相，韩子常知府阁中服之有效。

平江医者丁御干谓葛枢密云：此药本治心气怔忡而自汗者，不过一二服即愈，盖奇药也。

甲乙饼　治痰喘嗽咳。

杏仁一两，去皮尖　牡蛎粉一两，同杏仁炒黄色　青黛一两

上研匀，入蜡一两，熔，搜丸如弹子大，捏作饼。每用一饼，合日柿中，湿纸裹煨，约药熔方取。出火毒。细嚼，糯米饮送下。

茯苓面

东坡与程正辅书云：旧苦痔疾二十一年，今忽大作，百药不效，欲休粮以清净胜之，而未能。今断酒肉与盐酪酱菜，凡有味物皆断。又断粳米饭，惟食淡面一味。其间更食胡麻、茯苓面，少许取饱。胡

麻，黑脂麻是也，去皮，九蒸曝。白茯苓去皮，入少白蜜为麨①，杂胡麻食之，甚美。如此服食多日，气力不衰，而痔渐退。又云：既绝肉五味，只知此麨及淡面，更不消别药，百病自去。此长年之真诀，但易知而难行尔。

萝卜菜　治酒疾下血，旬日不止。

生萝卜

上一味，拣稍大圆实者二十枚，留上青叶寸余及下根，用瓷瓶取井水煮，令十分烂熟。姜米淡醋，空心任意，食之立止。用银器重汤煮尤佳。

羊肺羹　治小便频数，下焦虚冷。

羊肺一具，细切　　羊肉四两，细切

上二味，入五味作羹，空腹食之。

山芋羹②

生山芋半斤，削去皮　　小豆叶嫩者，一斤

上二味，豉汁中入五味，煮羹食之。

又方

生山芋半斤，削去皮　　薤白切，一握

上二味，以豉汁煮羹，入五味如常法，空腹食之。

又方

生山芋半斤，削去皮

上拍碎，慢火煎酒二升，候酒沸，旋下山芋，入盐椒、葱白，空腹饮之。

———————————

① 麨：炒的米粉或面粉，是一种干粮。《永乐大典》及四库本均作"面"。
② 山芋羹：原作"又方"，据原书目录改。

【点评】上述诸条主要介绍一些治病、保养药膳的组成、制作、保存和服食方法。这些药膳的组成药材和食物都比较常见，制作比较简单，对于现代人在日常生活中防病治病、养生保健有一定的指导意义。例如，杏仁粥治肺气虚，参归腰子治心气虚损，甲乙饼治疗痰喘咳嗽等。这些药膳可以经常服食，作为辅助治疗。

百合　治肺脏壅热烦闷。

新百合四两

上用蜜半盏和蒸，令软。时时含一枣大，咽津服之。

黄精

饵黄精，耐老不饥。其法：可取瓮子去底，釜上安顿，令得所。盛黄精令满，密盖蒸之，令气溜，即暴之。第二遍蒸之亦如此。九蒸九暴，凡生时有一硕，熟有三四斗方好。蒸之不熟，则刺人咽喉，既熟曝干，不尔朽坏。食之甘美，补中益气，安五脏，润心肺，轻身延年，饥岁可以与老小休粮。《食疗》云：根、叶、花、实皆可食之。但相对者是，不对者名偏精，不可食。

金樱子丸　补肾秘精，止遗泄，去白浊，牢关键，神妙。

金樱子一升，捶碎，入好酒二升，银器内熬之，候酒干至一升以下，去滓，再熬成膏　桑白皮一两，炒　鸡头粉半两，夏采，日干　桑螵蛸一分，酥炙　白龙骨半两，烧赤为末　莲花须二分

上为末，入前膏子，搜为丸，如梧桐子大。空心盐汤、温酒下三十丸。如丸不就，即用酒面糊为之。

青娥丸　治肾气虚弱，腰痛俯仰不利。秘精，大益阳事。老人服此，颜色还童；少年服此，行步如飞。

破故纸十两，以水淘过，用香油炒，如脏腑虚冷，麦麸炒　杜仲五两，须是六两方得五两，剉如骰子大，麦麸炒黄色　胡桃仁五十个，以糯米粥相拌，臼内捣五六百下，

只用此粥为丸

上丸如梧桐子大。每服三十丸，空心盐酒下。

此方赵进道从广州太守处得之，久服大有神效，遂作诗一绝以纪其功：十年辛苦走边隅，造化工夫信不虚。夺得风光归掌内，青娥不笑白髭须。

服椒法

书林陈晔①括为之歌：

青城山老人，服椒得妙诀。年过九十余，貌不类期耋。再拜而请之，忻然为我说：蜀椒二斤净拣去梗核及闭口者，净秤，解盐六两洁其色青白，龟背者良，研细。糁盐慢火煮，煮透滚菊末糁盐在椒上，用滚汤炮过椒五寸许，经宿，以银、石器慢火煮，止留椒汁半盏。扫干地，铺②净纸，倾椒在纸上，覆以新盆，封以黄土，经宿取置盆内。将干菊花末六两拌滚令匀③，更洒所余椒汁，然后摊于筛子内晾干。菊须花小，色黄，叶厚，茎紫，气香，味甘，名曰甘菊蕊，可作羹者为真，阴干为末。初服十五圆，早晚不可辍。每月渐渐增，累之至二百初服之月，早十五粒，晚如之。次月，早晚各二十粒，第三月增十粒，至二百粒止。盐酒或盐汤，任君意所歠。服及半年间，胸膈微觉塞。每日退十丸，还至十五粒。俟其无碍时，数复如前日服半年后，觉胸膈间横塞如有物碍，即每日退十粒，退至十五粒止，俟其无碍，所服仍如前。常令气熏蒸，否则前功失须终始服之，令椒气早晚熏蒸，如一日不服，则前功俱废矣。饮食蔬果等，并无所忌节。一年效即见，容颜顿悦泽，目明而耳聪，须乌而发黑。补肾轻腰身，固气益精血。椒温盐亦温，菊性去烦热。四旬方可服，服之幸毋忽。逮至数十年，功与造化埒。耐老更延年，不知几岁月四十岁方可服，若四十岁服至老，只如四十岁人颜容，此其验也。嗜欲若能忘，其效尤卓绝。我欲世人安，作

---

① 晔：四库本作"煜"。
② 铺：原作"炼"，据《永乐大典》及四库本改。
③ 匀：原脱，据《永乐大典》及四库本补。

歌故怛切。

服豨莶法

豨莶，俗呼火炊草，春生苗叶，秋初有花，秋末结实。近世多有单服者，云甚益元气。蜀人服之法：五月五日、六月六日、九月九日，采其叶，去根茎花实，净洗曝干。入甑中，层层洒酒与蜜蒸之，如此九过则已，气味极香美，熬捣筛蜜丸服之。云治肝肾风气，四肢麻痹，骨间疼，腰膝无力，亦能行大肠气。张乖崖咏进表云：谁知至贱之中，乃有殊常之效。臣吃至百服，眼目轻明；至千服，髭鬓乌黑，筋力较健，效验多端。陈书林《经验方》叙述甚详，疗诸疾患各有汤使。今人采服，一就秋花成实后和枝取用，洒酒蒸曝，杵臼中春为细末，炼蜜为丸以服之。

【点评】上述诸条介绍了几种服食方，包括单味药和复方。单味药选取了百合和黄精，都是滋阴药，其中百合能养心润肺，清心安神；黄精能补气养阴，健脾润肺益肾。现代生活中人们也经常食用百合和黄精，二者没有毒副作用，补益效果比较平和，适合现代人日常根据身体需要服用。金樱子丸和青娥丸是很多医家治疗肾虚的常用方剂，而且组成药材的药性比较平和，比较适宜日常补益。服椒法和服豨莶法是蜀地（现四川盆地一带）的养生经验，因四川盆地地势造就当地潮湿的气候环境，使当地人多患湿邪。蜀椒就是花椒，性辛温走窜，入脾、胃经，长于温中燥湿、散寒止痛；豨莶草，性辛苦寒，归肝、肾经，善于祛风湿、利关节、解毒，治疗风湿痹痛效果好，酒制具有补益肝肾的功效，可治疗筋骨无力等症。二者一可以燥脾胃湿邪，一可祛形体湿邪，对于长居蜀地的人来说是非常有用的防病治病的药物。现代人可以舍弃复杂的制作过程，冬天天气寒冷的时候，可以在饭菜中放一些花椒，护卫脾胃阳气；身体酸痛沉重无力的时候，可以用豨莶草泡酒饮用或擦拭身体，都是不错的养生防病的方法。

妇人小儿食治方

陈令尹书精细哏好处，在食治诸方。然老人晚景，儿孙眷辑，团栾侍奉。诸妇妊娠，望得雄之喜；诸孙襁褓，快含饴之乐。其间或有疢疾者在目前，岂不萦怀！余畴昔闻见所抄，有妇人小儿食治诸方，用之良验。今附益于编末，亦以资耆英闲览，且以备用云。

血气诸方

地黄粥 治妇人血气不调。

生地黄汁二合 粟米一合 粳米一合 诃黎勒炮，去核为末，半两 盐花少许

上以水三升，先煮二米，将熟，次入诃黎勒末、地黄汁、盐花，搅匀，煮令稀稠得所，分二服。

猪肚粥 治妇人腹胁血癖气痛，冲头面熻熻，呕吐酸水，四肢烦热，腹胀。

白术二两 槟榔一枚 生姜一两半，切，炒

上三味，粗捣筛，以猪肚一枚，治如食法。去涎滑，纳药于肚中，缝口。以水七升，煮肚令熟。取汁，入粳米及五味同煮粥，空腹食之。

羊肉面棋子 治妇人血气癖积，脏腑疼痛泄泻。

小麦面四两　肉豆蔻去谷，为末　荜拔为末　胡椒为末　蜀椒去目，并闭口炒出汗。各一钱末

上五味拌匀，以水和作棋子，用精羊肉四两，细切，炒令干。下水五升，入葱、薤白各五茎，细切，依常法煮肉，以盐醋调和，候熟滤去肉，将汁煮棋子，空腹热食之。

猪肾棋子　治妇人血积久瘕冷气，心腹常疼。

小麦面四两　良姜末　茴香末　肉苁蓉去皮，炙为末　蜀椒各一钱，末　獖猪肾一对，去脂膜，切如绿豆大

上六味，除肾外，以水切①作棋子，先将肾以水五碗煮，次入葱、薤白各少许。候肾熟，以五味调和如常法，入药棋子，再煮令熟。分三次，空腹食之。

半夏拨刀②　治妇人痃癖血气，口吐酸水。

大麦面四两　半夏汤洗去滑尽，炒半两，为末　桂去粗皮，一钱，为末

上三味，同以生姜汁并米醋少许和，切作拨刀，熟煮如常法，空心食之。

妊娠诸病

麦门冬粥　治妊娠胃反，呕逆不下。

生麦门冬去心净洗，切碎研烂绞汁，取一合　白粳米净淘，二合　薏苡仁拣净去土，一合　生地黄肥者，四两，净洗切碎研烂，绞汁三合　生姜汁一合

上以水三盏，先煮煎粳米、薏苡仁二味令百沸，次下地黄、麦门

---

① 切：《安老怀幼书》作"和"。
② 拨刀：即汤饼，又称馎饦。

冬、生姜三味汁相和①，煎成稀粥，空心温服。如呕逆未定，晚后更煮食之。

生地黄粥　治妊娠下血漏胎。

生地黄汁一合　糯米净淘，一合

上先将糯米煮作粥，熟后下地黄汁，搅调匀服之。每日空腹服。

陈橘皮粥　治妊娠冷热气痛连腹，不可忍。

陈橘皮汤浸去白，焙，一两　苎麻根刮去土，曝干，一两　良姜末，三钱
白粳米择净，半合

上四味，除粳米外，捣罗为散，每服五钱匕。先以水五盏煎至三盏，去滓，入粳米半合、盐一钱，煮作粥食之。空心一服，至晚更一服。

豉心粥　治诸种疟疾，寒热往来。

豆豉心二合，以百沸汤泡，细研　茈葫去苗，二钱，末　桃仁汤浸去皮尖，研，
三十个

上先将豆豉心、桃仁，以白米三合、水半升同煮为粥。临熟入茈葫末，搅匀食之。

阿胶粥　治妊娠胎动不安。

阿胶一两，捣碎，炒令黄燥，捣为末　糯米

上先将糯米煮粥，临熟下阿胶，搅匀温食之。

鹿头肉粥　治妊娠四肢虚肿，喘急胀满。

鹿头肉半斤　蔓荆子去土，一两　良姜　茴香炒令香。各半两

上四味，除鹿肉外，捣罗为末。每服四钱匕，先将水五盏煮鹿肉，候水至三盏去肉，下白米一合同药末，候米熟下五味，调和得所。分作三服，一日食尽。

_____

① 和：四库本作"合"。

鲤鱼粥　治妊娠安胎。

鲤鱼一尾，治如食法　糯米一合　葱二七茎，细切　豉半合

上以水三升，煮鱼至一半，去鱼入糯米、葱、豉，煮粥食之。

葱粥　治妊娠数月未满损动。

葱三茎　糯米三合

上以葱煮糯米粥食之。如产后血运，用之亦效。

竹沥粥　治妊娠常若烦闷。

淡竹沥三合　粟米二合

上以水煮粟米成粥，临熟下竹沥更煎，令稀稠得所，温食之。

苎麻粥　治妊娠胎不安，腹中疼痛，宜常食。

生苎麻根一两，净洗，煮取汁二合　白糯米二合　大麦面一合　陈橘皮浸去白，炒半两，末

上四味，以水同煮为粥，令稀稠得所，熟后入盐少许。平分作二服，空腹热食之。

鲤鱼羹　治妊娠伤动，胎气不安。

鲜鲤鱼一头，理如食法　黄芪剉，炒　当归切，焙　人参　生地黄各半两　蜀椒十粒，炒　生姜一分　陈橘皮汤浸去白，一分　糯米一合

上九味，剉八味，令匀细，纳鱼腹中，用绵裹合，以水三升煮鱼熟，将出去骨取肉，及取鱼腹中药，同为羹，下少盐醋，热啜汁吃，极效。

黄鸡臛　治妊娠四肢虚肿，喘急，兼呕逆不下。

黄雄鸡一只，去头足及皮毛、肠胃等，洗净去血脉，于沸汤中掠过，去腥水　良姜一两　桑白皮刮净，剉，一两半　黄芪拣剉，一两

上四味，剉后三味，与鸡同煮，候鸡熟去药，取鸡留汁。将鸡细擘去骨，将汁入五味调和，入鸡肉再煮，令滋味相入了。随性食之，不计早晚，不妨别服药饵。

鸡子羹　治妊娠胎不安。

鸡子一枚　　阿胶炒令燥，一两

上取好酒一升，微火煎胶，令消后，入鸡子并盐一钱和之。分作三服，相次食之。

山芋面棋子①　治妊娠恶阻呕逆，及头痛，食物不下。

生山芋一尺，于沙盆内研，令尽，以葛布绞滤过　　苎麻根一握，去皮，烂捣碎

上研匀，入大麦面三两，和搜细切，如棋子大，于葱薤羹汁内煮熟，旋食之。

木瓜面棋子②

木瓜一枚，大者，切　　蜜二两

上二味于水中同煮，令木瓜烂，于沙盆内细研，入小麦面三两，搜令相入，薄捍，切为棋子。每日空心，用白沸汤煮强半盏，和汁淡食之。

鸡肉索饼　治妊娠，养胎脏，及治胎漏下血，心烦口干。

丹雄鸡一只，取肉，去肚，作臛　　白面一斤

上二味，搜面作索饼，和臛任意食之。

鸡子酒　治妊娠血下不止。

鸡子五枚，取黄

上取好酒一盏，同煎如稀饧，顿服之。未差更作服之，以差为度

小豆饮　治妊娠漏胎，血尽子死。

赤小豆半斤　　蜀椒去目，并闭口炒，出汗，十四枚　　乌雌鸡一只，理如食法

上三味，以水二升，同煮令熟。取汁，时时饮之。未差，更作服之。

---

① 棋子：原脱，据原书目录补。
② 木瓜面棋子：原作"又方"，据原书目录改。

葱豉汤　治妊娠伤寒头痛。

豉一合　葱白一握，去根，切　生姜一两半

上以水一大盏，煮至六分，去滓分二服。

产后诸病

论曰：妊娠者十月既足，百骨皆坼，肌肉开解，然后能生。百日之内，犹名产母，时人将调一月，便为平复，岂不谬乎？若饮食失节，冷热乖理，血气虚损，因此成疾。药饵不和，更增诸病。今宜以饮食调治为良。

鲍鱼羹　治产后乳汁不下。

鲍鱼肉半斤，细切　麻子仁一两半，别研　葱白二茎，切碎　香豉半合，别研

上先将水三升煮鱼肉，熟后，入后三味，煮作羹，任意食之。

猪蹄粥　治产后乳汁不下。

母猪蹄一只，治如食法，以水三盏，煮取二盏，去蹄　王瓜根洗切　木通剉碎漏芦去芦头。各一两

上四味，除猪蹄汁外，粗捣筛。每服三钱匕，以煮猪蹄汁二盏，先煎药至一盏半，去滓，入葱、豉、五味等，并白米半合，煮作粥，任意食之。

猪蹄羹　治产后乳汁不下。

母猪蹄二只，净洗，剉　木通一两半，剉作寸段

上先将木通，以水五升，煎取四升。去木通，和猪蹄入五味，如常法煮羹，任意食。

又方

猪蹄一具，洗剉　粳米一合，净淘

上用不拘多少，入五味煮作羹，任意食，作粥亦得。

牛肉羹　治产后乳无汁。

牛鼻肉净洗，切作小片

上用水煮烂，入五味，如常法煮作羹，任意食之。

鹿肉臛　治产后乳无汁。

鹿肉四两，洗切

上用水三碗煮，入五味作臛，任意食之。

三肉臛　治产后乳汁不下。

龟肉二两，洗切　羊肉三两，洗切　獐肉三两，洗切

上用水不拘多少，入五味煮为臛，食之。

苏麻粥　治妇人产后有三种疾，郁冒则多汗，汗则大便秘，故难于用药，惟此粥最佳，且稳。

紫苏子　大麻子二味各半合，洗净，研极细，用水再研，滤汁二盏，分二次，粥啜

上此粥不独产后可服，大抵老人诸虚，久风秘[①]，皆得力。尝有一贵人母，年八十四，忽腹满头疼，恶心不能食。医家供补脾进食、治风清头目药，数日疾益甚。恳予辨之。予曰：误矣！此老人风秘，脏腑壅滞，聚膈中，则腹胀恶心，不喜食，至巅头痛神昏，如得脏腑流畅，诸疾悉去。予进此，而气泄，下结粪如胡椒十余，少间通利，诸证悉去。许学士方

茯苓粥　治产后无所苦，欲睡而不得睡。

白茯苓去黑皮，取末，半两　粳米二合

---

① 风秘：因风邪而导致大便秘结的症状。

上二味，以米淘净煮粥，半熟即下茯苓末，粥熟，任意食之。

地黄粥　治初产，腹中恶血不下。

生地黄五两，捣绞汁三合　生姜捣绞，取汁三合　粳米净淘，三合

上先将米如常法煮粥，临熟下地黄及生姜汁，搅令匀，空腹食之。

紫苋粥　治产前后赤白痢。

紫苋叶细剉，一握　粳米二合

上先以水煎苋叶，取汁去滓。下米煮粥，空心食之，立瘥。

滑石粥　治产后小便不利，淋涩。

滑石半两，别研　瞿麦穗一两　粳米三合

上以水三升，先煎瞿麦取二升半，滤去滓。将汁入米，煮如常粥，将熟入盐少许，葱白三寸，方入滑石末，煮令稀稠得所。分作三度食之。

羊肉粥　治产后七日后，宜吃此粥。

白羊肉去脂膜，四两，细切　粳米净淘，三合　生地黄汁三合　桂去粗皮，剉取末，一分

上以水煮肉并米，熟后入地黄汁并桂末，令得所。以五味调和，空心任意食之。

猪肾粥　治产后寒热状如疟，猪肾粥方：

猪肾去脂膜，细切，一对　香豉一合　白粳米二合　葱三茎，细切

上四味，以水三升，煮猪肾、豉、葱至二升，去滓，下米煮如常法，以五味调和作粥食之。未瘥更作。

黄雌鸡饭　治产后虚羸，补益。

黄雌鸡一只，去毛及肠肚　生百合净洗择，一果　白粳米饭一盏

上将粳米饭、百合入在鸡腹内，以线缝定，用五味汁煮鸡令熟。开肚取百合粳米饭，和鸡汁调和食之，食鸡肉亦妙。

黄雌鸡羹 治产后虚损。

黄雌鸡一只肥者，理如食法 葱白五茎，切 粳米半升

上三味，依常法以五味调和为羹，任意食之。

猪肚羹 治产后积热劳极，四肢干瘦，饮食不生肌肉。

獖猪肚一件，净洗，洗以小麦煮令半熟取出，肚细切，令安一处 黄芪剉碎，半两 人参三分 粳米三合 莲实剉碎，一两

上以水五升煮猪肚，入人参、黄芪、莲实，候烂，滤去药并肚，澄其汁令清，方入米煮，临熟入葱白、五味调和作粥。任意食。

鲫鱼羹 治产后乳无汁。

鲫鱼一斤 蛴螬五个

上依常法煮羹，食后食之。

鲫鱼鲙 治产后赤白痢。

鲫鱼一斤，治如食法 莳萝 陈橘皮汤去白，焙 芜荑 干姜炮 胡椒各一钱，为末

上取鲫鱼作鲙，投热豉汁中，入盐、药末，搅调，空腹食之。

脯鸡糁 治产后心虚怔悸，遍身疼痛。

黄雌鸡一只，去毛头足肠胃，净洗，以小麦两合，水五升，煮鸡半熟，即取出鸡，去骨 蜀椒去目，并闭口炒，汗出，取末一钱 茈胡去苗，二钱 干姜末半钱 粳米三合

上先取水再煮鸡及米，令烂，入葱、薤、椒、姜、茈胡末等，次又入五味盐酱，取①熟，任意食之。

猪肾臛 治产后风虚劳冷，百骨节疼，身②体烦热。

猪肾一对，去脂膜，薄切 羊肾一对，去脂膜，薄切

---

① 取：四库本作"煎"。

② 身：四库本作"其"。

上以五味并葱白豉为羹。如常食之，不拘时。

冬瓜拨刀　治产后血壅消渴，日夜不止。

冬瓜研，取汁三合　小麦面四两　地黄汁三合

上三味一处搜和，如常面，切为拨刀。先将獐肉四两细切，用五味调和煮汁，熟后，却漉去肉，取汁，下拨刀面，煮令熟。不拘多少，任意食之。

煨猪肝　治产后赤白痢，腰腹疼痛，不能下食。

猪肝四两　芜荑末，一钱

上将猪肝薄切，掺芜荑末于肝叶中①，五味调和，以湿纸裹，塘灰火煨熟，去纸食。

生藕汁饮　治产后恶血不利，壮热虚烦。

生藕汁　地黄汁各半盏　蜜一匙　淡竹叶一握，切，以水一盏半，煎取汁半盏

上四味同煎沸熟，温分三服，日二夜一。

又方

治妇人蓐中②好食热面酒肉，变成渴燥。

生藕汁　生地黄汁各半盏

上二味，相和温暖，分为三服。

【点评】妇人有特殊的生理周期，主要的就是经带胎产，邹氏根据女性不同的生理周期总结出效验食疗方药，包括血气诸方、妊娠诸病方和产后诸病方。女性以肝为先天，因肝藏血主疏泄，与气血关系最为密切，其中血气诸方治疗女性因气血不调而出现的诸多病症；女性妊娠期间，胎儿的生长和孕妇的身体素质都会

---

①　中：四库本作"上"。
②　蓐中：妇女产后休息复原的一段时间。

对孕妇产生极大的影响，一些妊娠疾病也可能出现，常见的有孕吐、胎漏、胎动不安等，"妊娠诸病"中列举了一些安胎、治疗妊娠常见病的食疗方。女性产后气血大伤，肌肉开解，要十分注意身体的保养，保养不当可能会导致恶露不止、乳汁不下和产后虚损诸症，"产后诸病"列举了一些产后常见疾病的食疗方。

现代人生活节奏加快，女性承受的社会、工作压力增加，身体负担加重，这些食疗方用药制作简便，很适合现代女性居家日常治病、防病食用。气血不调可经常食用地黄粥，妊娠呕吐可食用麦门冬粥，胎动不安可服阿胶粥、鲤鱼粥，乳汁不下可食用猪蹄粥、牛肉粥等。

小儿诸病

四米汤　治小儿泄注。

粱米　稻米　黍米各三合　蜡如半弹丸大

上以东流水二升，煮粱米三沸，绞去滓。以汁煮稻米三沸，去滓。用汁煮黍米三沸，绞去滓。置蜡于汁中，候蜡消。每服半合，空心午后各一，随儿大小增减。

牡丹粥　治小儿癖瘕病。

牡丹叶　漏芦去芦头　决明子各一两半　雄猪肝去筋膜，切研，二两

上以水三升，煎前三味，去滓，取一升半，入猪肝及入粳米二合，煮粥如常法。空腹食之，随儿大小加减。

扁豆粥　治小儿霍乱。

扁豆茎切，焙，一升　人参二两

上以水三升，先煮扁豆茎令熟，下人参，煎至二升，去滓，取汁

煮粟米三合为粥，与乳母食。临乳儿时，先将去少许冷乳汁，然后乳母常食此粥，佳。

猪子肝 治小儿久痢。

猪子肝一具

上切作片，炙熟，空心食之。

鸡子饵 治小儿秋夏中暴冷，忽下痢，腹胀，乍寒乍热，渴甚。

鸡子二枚，去壳 胡粉①半两，炒令黄 黄蜡一枣大

上先下②黄蜡于铫子内，微火上熔，次下鸡子黄及胡粉调和，候冷作饼，与儿空心午后食之，量儿大小增减。

牛乳饮 治小儿哕。

牛乳一合 生姜汁半合

上于银器中，慢火同煎至六七沸。一岁儿饮半合，仍量儿大小，以意加减。

甘草豆方 冬月小儿解诸热毒，老人亦宜服之。

大黑豆三升，净洗 甘草三两，细剉

上用水六升，煮令烂熟。时时以三五十颗与小儿食之，汁亦可服。又可用已煮过黑豆入香药末，和匀，甑上蒸，令香软尤佳。

【点评】婴幼儿形气未充，脏腑娇嫩，抵御外邪的能力较弱，饮食不能自主，所以比较容易感受外邪和患胃肠道疾病。在"小儿诸病"篇中列举的食疗方主要是防止胃肠疾患的，比如泄泻、痢疾、肠胃感冒等。还列举了一些治疗时邪外感的食疗方，组成简单，制作方便，味道也比较清淡，十分适合家庭使用。例如，小儿泄泻食用四米汤，小儿热毒不解食用甘草豆方，久痢服用猪子肝等。

---

① 胡粉：即铅粉，古时用于敷面或绘画。
② 下：四库本作"将"。

卷之三

敬直老人邹铉　编次

玉窗黄应紫　点校

太上玉轴六字气诀 _{黄庭山人邹应博[1]述}

《道藏》有《玉轴经》，言五脏六腑之气，因五味熏灼不和，又六欲七情积久生疾，内伤脏腑，外攻九窍，以至百骸受病。轻则痼癖[2]，甚则盲废，又重则丧亡。故太上[3]悯之，以六字气诀治五脏六腑之病。其法以呼而自泻出脏腑之毒气，以吸而自采天地之清气以补之。当日小验，旬日大验，年后万病不生，延年益算。卫生之宝，非人勿传[4]。

呼有六，曰呵、呼、呬、嘘、嘻、吹也。吸则一而已。呼有六者，以"呵"字治心气，以"呼"字治脾气，以"呬"字治肺气，以"嘘"字治肝气，以"嘻"字治胆气，以"吹"字治肾气。此六字气诀，分主五脏六腑也。凡天地之气，自子至巳为六阳时，自午至亥为六阴时。

---

① 邹应博：南宋官员。开禧元年登第，历知婺州，提点江南西路刑狱。邹应龙从弟。博，四库本作"傅"。

② 痼癖：痼，积久难治的疾病；癖，两胁间的积块。

③ 太上：指古之圣人。

④ 非人勿传：非得可靠之人切勿滥传。

如阳时，则对东方，勿尽闭窗户，然忌风入，乃解带正坐，扣齿三十六以定神。先搅口中浊津①，漱炼二三百下，候口中成清水，即低头向左而咽之，以意送下。候汩汩②至腹间，即低头开口，先念"呵"字，以吐心中毒气。念时，耳不得闻"呵"字声，闻即气粗，反损心气也。念毕，仰头闭口，以鼻徐徐吸天地之清气，以补心气。吸时耳亦不得闻吸声，闻即气粗，亦损心气也。但呵时令短，吸时令长，即吐少纳多也。吸讫，即又低头念"呵"字，耳复不得闻"呵"字声。呵讫，又仰头以鼻徐徐吸清气以补心，亦不可闻吸声。如此吸者六次，即心之毒气渐散，又以天地之清气补之，心之元气亦渐复矣。再又依此式念"呼"字，耳亦不可闻"呼"声。又吸以补脾，耳亦不可闻吸声。如此者六，所以散脾毒而补脾元也。次又念"呬"字以泻肺毒，以吸而补肺元，亦须六次。次念"嘘"字，以泻肝毒，以吸而补肝元。"嘻"以泻胆毒，吸以补胆元。"吹"以泻肾毒，吸以补肾元。如此者，并各六次，是谓小周。小周者，六六三十六也。三十六而六气遍，脏腑之毒气渐消，病根渐除，祖气渐完矣。次看是何脏腑受病，如眼病，即又念"嘘""嘻"二字各十八遍，仍每次以吸补之，总之为三十六讫，是为中周。中周者第二次三十六，通为七十二也。次又再依前"呵""呼""呬""嘘""嘻""吹"六字法，各为六次，并须呼以泻之，吸以补之，愈当精虔，不可怠废。此第三次三十六也，是为大周。即总之为一百单八次，是谓百八诀也。午时属阴时，有病即对南方为之。南方属火，所以却阴毒也。然又不若子后巳前面东之为阳时也。如早起床上面东，将六字各为六次，是为小周，亦可治眼病也。凡眼中诸症，惟此诀能去之，他病亦然。神乎！神乎！此太上之慈旨也。略见《玉轴真经》，而详则

---

① 津：唾液。
② 汩汩：象声词，水流声，波浪声。

得之师授也。如病重者，每字作五十次，凡三百而六腑周矣。乃漱炼咽液叩齿讫，复为之，又三百次讫，复漱炼咽液叩齿如初。如此者三，即通为九百次，无病不愈。秘之！秘之！非人勿传。

《四时摄养论》中有云：春，肝气盛者，调嘘气以利之。夏，心气盛者，调呵气以疏之。秋，肺气盛者，调呬气以泄之。冬，肾气盛者，调吹气以平之。但言调此四气，而书中未详及四气之诀。今举曾叔祖朴庵《炎詹集》中《玉轴六气》全文以明之。黄玉窗云：爱山袁卒得朴庵亲传，每日子、午、卯、酉四时，行持六字密室中，竹帘布帷隔风为上。亦尝得爱山亲授口诀云。

【点评】本篇介绍了六字诀的操练方法与主治病症。邹氏认为六字诀能疗五脏六腑之疾，呼气能祛脏腑毒气，吸气能采天地清气补养脏腑，是祛病防灾、延年益寿之妙法。根据一天阴阳、受病脏腑、四季的不同，练习的具体方法也随之变化，但是主要的动作皆由叩齿、咽津、呼吸气组成。六字诀作为中国传统养生方法之一，历史悠久，秦汉的《吕氏春秋》中就有关于用导引呼吸治病的论述，流传到现代可见其生命力之旺盛，也反映了它的养生价值。现代人的工作、生活频率高、节奏快，亚健康成为一种常态，身体素质急需提高。而练习六字诀，简单方便，没有特定的场合要求，是十分有用的、可操作的健身防病的养生方法。

食后将息法

平旦①点心讫，即自以热手摩腹，出门庭行五六十步消息之。中

----
① 平旦：清晨，天刚亮。

食后，还以热手摩腹，行一二百步，缓缓行，勿令气急。行讫，还床偃卧①。颗苏煎枣啜半升以下人参、茯苓、甘草等饮，觉似少热。即以麦门冬、竹叶、茅根等饮，量性将理。食饱不宜急行及走，不宜大语、远唤人、嗔喜卧睡。觉食散后，随其所业，不宜劳心力。腹空即须索食，不宜忍饥。生硬黏滑等物，多致霍乱。秋冬间，暖裹腹。腹中微似不安，即服厚朴、生姜等饮。如此将息，必无横疾。

【点评】本篇主要介绍了饭后调养身体的方法，包括饭后摩腹、散步，午休，药膳调养和秋冬护卫脾胃阳气等。脾胃为气血生化之源、后天之本，运化水谷精微，顾护脾胃是保持身体健康的重要条件。饭后将息法是前人养生经验的总结，侧重于在日常生活中保养脾胃，老少皆宜，非常实用，十分具有科普价值。

养性

鸡鸣时起，就卧床中导引讫，栉漱即巾正坐，量时候寒温吃点心饭若②粥。若服药，先饭食。服药吃酒消息讫，入静室烧香诵经，洗雪心源，息其烦虑。良久事了即出，徐徐步庭院散气，地湿，即勿行，但屋下东西步，令气散。家事付与儿子，不宜关心。平居，不得嗔叫、用力、饮酒至醉，并为大害。四时气候和畅之日，量其时节寒温，出门行三二里，及三百二百步为佳。量力行，但勿令气乏喘而已。亲故相访间同行出游百步，或坐，量力谈笑，才得欢通，不可过度耳。人性非合道者，焉能无闷？须畜数百卷书，《易》《老》《庄》等。第一勤洗浣，以香沾之。身数沐浴令洁净，则神安道胜也。左上供使

---

① 偃卧：仰卧。
② 若：四库本作"或"。

之人，得清净子弟，小心少过谦谨者，自然事闲，无物相恼，令人气和心平。凡人不能绝嗔，若用无理之人，易生嗔怒，妨人导性。

二篇之旨，养卫得理，皆沈存中《怀山录》所述。存中名括

【点评】该篇介绍了老人保持心平气和的方法，内容非常详细，所载都是日常琐碎之事，包括坐卧、导引、沐浴盥洗、饮食、服药、礼佛、散步、出游等，是一套非常完整的养性方法。随着我国经济的发展，老龄化问题日益突出，其中"空巢老人"现象尤其引人关注。子女由于各种原因离家后，独守"空巢"的中老年人因此产生的心理失调症状称为家庭空巢综合征。随着社会老龄化程度的加深，空巢老人越来越多，已经成为一个不容忽视的社会问题。可见，对于家庭环境的改变，老人要及时调节自己的心理状态。这套方法有现实的借鉴意义，退休或无子女在身边的老人应在日常生活中规划自己的生活，培养兴趣爱好，让晚年的生活更加充实、快乐。

用具茶汤诸法

安车

轮不欲高，高则摇，车身长六尺，可以卧也。其广合辙。辋①以索②系合之，索如条③大可也。车上设四柱，盖密帘，竹织绢糊黑漆。

---

① 辋：车轮的外框。
② 索：粗绳子。
③ 条：枝条，细而长的树枝。

少加棕，棕重又蔽眼，害于观眺。箱高尺四寸，设茵荐①之外，可以隐肘为法。车后为门，前设扶板，加于箱上，在前可凭，在后可倚。临时移徒，以铁距子簪于两箱之上。板可阔尺余，令可容书策及肴樽之类。箱下以板弥之，卧则障风。近后为牕户，以备仄卧观山也。车后施油幰，幰两头施轴如画帧，轴大如指。有雨则展之，傅于前柱。欲障日、障风，则半展或偏展一边，临时以铁距子簪于车盖梁及箱下。无用则卷之，立于车后。车前为纳陛，令可垂足而坐。要卧则以板梁之令平。琴、书、酒榼②、扇、帽之类，挂车柱及盖间车后皆可也。

汉召申公以安车蒲轮，闵子骞、江革皆尝为亲御车。邵康节诗云：喜醉岂无千日酒，惜花还有四时花。小车行处人观看，满洛城中都是家。又云：大鬓子中消白日，小车儿上看青天。司马温公崇德待康节不至，有诗云：淡日浓云合复开，碧嵩清洛远萦回。林端高阁望已久，花外小车犹未来。康节和章亦有"万花深处小车来"之句。老人游观，雅宜小车之适，存中《怀山录》以安车为首云。

游山具

游山客不可多，多则应接人事劳顿，有妨静赏，兼仆众所至扰人。今为三人，具诸应用物，共为两肩，三人荷之。操几杖持盖杂使，更三人足矣。肩舆者未预，客有所携，则相照裁损。无须③重复，惟轻简为便。器皿皆木漆，轻而远盗，惟酒杯或可用银。钱一二千，使人腰之。操几杖者可兼也。

---

① 荐：草席。
② 榼（kē 棵）：古代盛酒的器具。
③ 须：《永乐大典》、四库本、《安老怀幼书》均作"浪"。

行具二肩

甲肩

左衣篋一

衣、被、枕、盥漱具、手巾、足巾、药、汤、梳。

右食匣一

竹为之，二隔，并底盖为四。食盘子三，每盘果子碟十。矮酒榼一，可容数升①。以备沽酒。匏一，杯三。漆筒合子贮脯修、干果、嘉蔬各数品，饼饵少许，以备饮食不时应猝。惟三食盘相重为一隔，其余分任之。暑月果修皆不须携。

乙肩

竹篋二，下为柜，上为虚隔。

左隔上层：书箱一

纸、笔、墨、砚、剪刀、韵略、杂书册。柜中食碗碟各六，匕箸各四，生果数物，削果刀子。

右隔上层：琴一，竹匣贮之。

折叠棋局一，柜中棋子。茶二三品：腊茶，即辗熟者。盏托各三，瓢匕等。

附带杂物：小斧子、刀子、副药锄子、蜡烛、拄杖、泥靴、雨伞、凉笠、食铫、虎子②、急须子③、油筒。

老人心闲无事，每喜出游。康节诗所谓"待天春暖秋凉日，是我东游西泛时"也。《怀山录》述游山之具，适用之宜。倪尚书思《经锄堂

---

① 升：原作"胜"，据四库本及《安老怀幼书》改。
② 虎子：尿壶，古代多为虎形，因得名。
③ 急须子：煮茶、暖酒器。

杂志》，记雪川城内外游赏去处，凡四十二所，谓每月一游，则日月①可度。每岁一游，则可阅三十年。日日游太频，劳费可厌。岁一游太疏，今酌其宜，每月往一处游。一月之中，又择良辰美景，具山肴野蔬，或邀一两宾，无宾携子弟同行。庶疏数得中，亦康节所谓"遍洛阳城皆可游"也。

居山约

余营兼山，本以藏拙，已就粗安，可以忘归。诸儿之意，眷恋挽留，又难遽绝。今与汝曹约：每月二十日在山，十日在家。独甚暑甚寒两月，则全在家，恐山中不便也。山中不可独，须子弟一人侍。置历轮流，四子每人一旬，周而复始。其当旬者，饮膳之类，专一掌之。其余在家，有效时新，各随其意，多少不拘，无亦不责。其或有商议事，合要来此，不必当旬，自宜前禀。自六月为始，各于旬下书名。如当旬有私干，兄弟那容②。倪尚书之子：祖仁、祖义、祖礼、祖智、祖信、祖常。祖常有最良之誉。

老人之性，有喜山居者。沈存中云：山林深远，固是佳境。独往则多阻，数人则喧杂，必在人野相近，心远地偏，背山临流，气候高爽，土地良沃，泉石清美。如此，得十亩平坦处，便可葺居③。左右映带，冈阜形胜，最为上地。地势好，则居者安也。缔造规模，从人意匠。中门外作池，可半亩余，种芰荷菱芡。绕池岸种甘菊，既可采，又可观赏。

---

① 月：《永乐大典》、四库本均作"日"。
② 那（nuó 娜）容：即挪换，互相调换通容。
③ 葺（qì 气）居：建造房屋。

欹床

如今之倚床，但两向施档，齐高合曲尺，上平。<small>僧家亦有偏禅倚，亦有仄档。然高低不等，难为仄倚。</small>若背倚左档，则右档可几臂；倚右档，则左可几臂。左右几互倚，令人不倦。仍可左右蟠[1]足，或枕档角欹眠，无不便适。其度：座方二尺，足高一尺八寸，档高一尺五寸。<small>从地至档共高三尺三寸。</small>木制藤绷，或竹为之。<small>尺寸随人所便增损。</small>

饱食缓行初睡觉，一瓯新茗侍儿煎。脱巾斜倚绳床坐，风送水声来耳边。裴晋公诗也。

醉床

为床长七尺，广三尺，高一尺八寸，自半以上别为子面，嵌大床中间。子面广二尺五寸，长三尺，皆木制，韦综[2]之。<small>韦综欲涩，欲眠人身不退。</small>韦下虚二寸，床底以板弥之，勿令通风。子面嵌下与大床平，一头施转轴。<small>当大床中间。</small>子面底设一拐撑，分为五刻。子面首挂一枕，若欲危坐即撑起，令子面直上，便可靠背，以枕承脑。欲稍偃，则退一刻。尽五刻，即与大床平矣。凡饮酒不宜便卧，当倚床而坐，稍倦则稍偃之。困即放平而卧，使一童移撑，高下如意，不须卧大床[3]，以尽四体之适。大床两缘有二尺余，前后皆有窍孔为直，凡孔其下为笋[4]，欲倚手则歂于各窍孔中。

---

① 蟠：四库本作"盘"。
② 韦综：用皮条编起来。韦，皮条。
③ 卧大床：脱《安老怀幼书》作"执定务"。
④ 笋：通"榫"。器物在凹凸接合之处凸出的部分。

以上二床便于佚老①，制度皆佳。

观雪庵

庵长九尺，阔八尺，高六尺，以轻木为格，纸糊之。三面如枕，屏风上以一格覆之。面前施夹幔，中间可容小坐，床四具，不妨设火及饮具，随处移行。背风展之，迥地即就雪中卓之，比之毡帐轻而门阔，不碍瞻眺。施之别用皆可，不独观雪也。

此庵即东坡之择胜亭也。东坡守汝阴，作亭以帷幕为之，世所未有。铭略云：乃作新②亭，筵楹栾梁。凿枘交设，合散靡常③。赤油仰承，青幄四张。我所欲往，十④夫可将，与水升降，除地布床。又云：岂独临水，无适不臧⑤。春朝花郊，秋夕月场。无胫而趋，无翼而翔。敝又改为，其费易偿。榜曰择胜，名实允当。观此铭，则其制度可备见也。子由⑥亦云：子瞻⑦以幄为亭，欲往即设，不常其处，名曰择胜。作四言一章，辙爱其文。故继之。略云：我兄和仲，塞刚立柔。视身如传。苟完不求。山磐水嬉，习气未瘳。岂以吾好，而俾民忧。颍尾甚清，颍曲孔幽。风有翠幄，雨有赤油。匪舟匪车，亦可相攸。养老奉亲者为之，良可以供游观之适云。

① 佚老：方便老人。
② 新：《择胜亭铭》原作"斯"。
③ 合散靡常：可拆散、组合，非固定不变。
④ 十：《择胜亭铭》原作"一"。
⑤ 臧：善，好。
⑥ 子由：苏辙，字子由。
⑦ 子瞻：苏轼，字子瞻。

蒲花褥

九月掇蒲，略蒸，不尔则生虫。暴[1]令燥，投布囊中。将取花如柳絮者，欲为坐褥或卧褥。以帛为方囊，满实蒲花，杖鞭令匀，厚五六寸许，其上复以褥表囊之。虚软温燠，他物无比。春间不御，则褪去褥表，出囊复笐[2]燥处略暴之，岁岁如此。南方海闽中有木绵，亦不及蒲花之柔暖。

汤铫

温酒，为铁、铜铫，深三寸，平底，可贮二寸汤。以酒杯排汤中，酒温即取饮。冬时拥炉静话，免使僮仆纷纷，殊益幽致。

羊羔酒

米一石，如常法浸浆。肥羊肉七斤，曲十四两，诸曲皆可。将羊肉切作四方块，烂煮。杏仁一斤同煮。留汁七斗许，拌米饭曲，更用木香一两，同酝，不得犯水。十日熟，味极甘滑。此宣和化成殿方。

雪花酒

羊精脊肉一斤，去筋膜，温水浸洗，批[3]作薄片。用极好酒一

---

① 暴：晒。
② 笐：竹架。
③ 批：劈，削。

升，煮令肉烂，细切，研成膏。别用羊筒①髓三两，肾窠脂一两，于银锅内镕作油，去滓，却入先研肉膏内，并研令匀。又入龙脑少许，拌和，倾入瓷瓯②内，候冷。每用时取出切作薄片，入酒杯中，以温酒浸饮之。龙脑候极温方入，如无脑，入木香少许，亦佳。二味各入少许尤佳。

二酒宜为旨甘之奉。

荼蘼酒

好酒一斗，用木香一块，以酒一杯于砂盆内，约磨下半钱许，用细绢滤入瓶，密封包。临饮取荼蘼百英③，浮沉酒面，人不能辨。查④花和露红小蓓取十个，去枝叶，用生纱袋盛挂于瓶口，近酒面一寸许，密封瓶口，三两日可饮。或以汤⑤柑皮，旋滴汁数点于酒盏内，亦佳。此酒色香味三绝，宜奉老人清兴。酴醾本酒名也，世所开花，原以其颜色似之，故取其名。《唐书·百官志》：良酝著令供酴醾酒，今人或取花以为枕囊。故黄山谷诗云：名字因壶酒，风流付枕帏。

香炭

以精石炭屑之，生葵叶杂捣为饼，钱大，暴干。焚香，虽致冷湿地，火亦不减。石炭相郡煤子最佳。余处者性急，动之则火灭，不得

---

① 筒：四库本作"骨"。
② 瓯：四库本作"瓶"。
③ 英：花。
④ 查：四库本作"杏"。
⑤ 汤：四库本作"黄"。

已清泉者次之,长泉者又为下。

一法:杉炭末五两,胡粉、黄丹各一两,合捣为细末,着糈米①胶和匀作饼子,候干,火内烧通红,以纸灰埋香炉中,焚香经夕不灭不消。

降真香

虚堂清夜,宴坐焚之。降真香一斤,沉香四两,龙脑一分,蜜和之。

茅香时烧少许亦佳。《本草》云:可入印香中,合香附子末用。

四品奇香

雪梅香

丁香一分沉檀半,胫炭②筛研半两来。捻取些儿炉口爇③,人人道是雪中梅。

江梅香

人人尽道是江梅,半两丁香一分茴。更用藿零俱半两,麝香少许是良媒。

百花香

一两甘松二两芎,麝香少许蜜和同。圆如弹子安炉上,恰似百花凝晓风。

---

① 糈米:精米。

② 胫炭:即羊胫炭,指炭中圆细紧实如羊胫骨者。

③ 爇(ruò 若):焚烧。

长春香

二两笺香三两檀，麝香脑子一钱宽。华堂静处炉烟起，清韵长春赛蕙兰。

御爱四和香

沉香 檀香 降真 笺香 茅香 海螵蛸_{各一两重} 麝香_{二钱重} 樟脑_{一钱半重} 龙骨_{半两} 蜜。

上诸香剉碎，蜜和匀后，用龙骨、麝、脑碾细，和入新瓦瓶内，封闭勿令气出，经三日方倾出。限三日过，遇四更①时分，当天取露气，天明便收，阴干。如此三次，研为末。用蜜、些子黄蜡调作饼子，用瓷器收。遇烧时，用水一盏傍香炉边方烧香。

香方甚多，独此方用龙骨锁住其烟不散，所以为妙。

试茶

采嫩芽，先沸汤，乃投芽，煮变色，挹取，握去水。小焙中焙欲干，铫内略炒使香，磨碾皆可。坐圃临泉，旋②撷旋烹，芳新不类常韵。

香茶

上春嫩茶芽，每五百钱重，以绿豆一升去壳蒸焙，山药十两，一

---

① 四更：指凌晨 1～3 时。
② 旋：临时。

处细磨。别以脑、麝各半钱重，入盆同研，约二千杵。纳罐内，密封，窨①三日后可以烹点。愈久香味愈佳。

柏汤方

采嫩柏叶，线系垂挂一大瓮中，纸糊其口，经月取，如未甚干，更闭之。至干取为末，如嫩草色。不用瓮，只密室中亦可，但不及瓮中者青翠，若见风则黄矣。此汤可以代茶，夜话饮之尤醒睡。饮茶多则伤人气，耗精害脾胃。柏汤甚有益，如太苦，则加少山芋尤佳。《外台秘要》有代茶新饮，然作药味，不若柏汤。隐居道话，尤助幽尚。

三妙汤

地黄、枸杞实各取汁一升，蜜半升，银器中同煎如稀饧。每服一大匙，汤调酒调皆可。实气养血，久服弥益人。

干荔枝汤

蔗糖一斤，球糖亦好　大乌梅润者二两，汤浸，时复换水，澄去酸汁，不去核，焙干　桂去皮为末　生姜二两，薄切作片，焙干

上先将乌梅、生姜为细末，入在沙糖内，与桂末拌和匀，再取粗隔过，如茶点吃。欲作膏子吃，乌梅用去核，修事如上法，不焙。桂作小片为末，姜切片不焙，用水三碗煎至二碗，汤调服。暑热心烦，井水调服。叶龙图传，暑月可常合服之。

---

① 窨：深藏。

清韵汤

缩砂仁三两　　石菖蒲一两　　甘草半两

上末，入盐点服。

橙汤

橙子十个①　　干山药一两　　甘草二两　　盐四两，炒　　白梅四两，捶碎去仁核②。

上先用橙子、山药、甘草、白梅，一处研细，捏作饼子，焙干为末。入檀香半两尤佳。

桂花汤

黄桂花二斤，拣净去青柄，研细，以瓷器盛贮覆合，略蒸化　　干姜一两　　甘草一两，略炒

上末和匀，量入炒盐，盛贮莫令漏气，如常点服。

醍醐汤

神曲二两　　盐十两，炒　　官桂二两　　甘草七两　　乌梅八两，洗，拍碎　　干姜二两，煨

---

① 十个：原作"核"，据《永乐大典》、四库本改，《安老怀幼书》作"十两"。
② 核：原作"十个"，据《永乐大典》、四库本、《安老怀幼书》改。

上先将五味焙干为末，后入炒盐，和匀作一处，新瓷罐收。

洞庭汤

真橘皮_{四两，不去白，去蒂，擘作小钱大，冷水浸一宿，晒干}　生姜_{四两，净洗擦}

上将姜与橘皮同淹一宿，晒干，焙干，入甘草一两三钱，炙黄。好白盐梅二十个，去核，以白面拍作片子，无油铫内煿干，入炒白盐一两半，同一处为末，沸汤点用。

木瓜汤

生姜_{四两，取汁}　木瓜_{十两}　白盐_{五两}　甘草_{五两}　紫苏_{十两}

上炒姜、盐，拌和苏、瓜、甘草，三日取出，晒干为末，沸汤点服。手足酸，服之妙。

又一方，加缩砂、山药，炒为末，消食化气壮脾。

韵梅汤

半黄梅_{百个，捶去仁}　青椒_{四两，拣净秤}　姜_{一斤，去皮研}　甘草_{四两，炙为末}　盐_{半斤}

上件安净钵内，一处拌匀，烈日晒半月，以色变稍紫为度，更约度稀稠得所为佳。须用晒半月日，安净瓶内点用。_{以上诸方，皆得之秘传，宜供汤药之用。}

熟水

稻叶、谷叶、楮叶、橘叶、樟叶皆可，采阴干，纸囊①悬②之，用时火炙使香，汤沃③，幂其口良久。

紫苏熟水④

前朝翰林院⑤。定熟水，以紫苏为上，沉香次之，麦门冬又次之。苏能下胸膈滞气，功效至大。炙苏须隔竹纸，不得翻，候香，以汤先泡一次，倾却再泡用，大能分⑥气，极佳。

【点评】此篇主要介绍了一些玩乐雅趣的用具及其用法，包括游玩观景用具、饮茶品酒用具、焚香调汤的方法等，既可以陶冶情操，又有助于强身健体。从本篇可见，古人的闲暇生活丰富多彩、精致高雅。虽然时代在变化，现代人不可能重复古人的生活，但是这给现代人一个提示——老人的生活也可以很精彩。富闲在家的老人可以培养自己兴趣爱好。栽花养鱼，约三五好友品茶下棋，游览祖国山河等，都是不错的选择。

---

① 囊：用口袋装。
② 悬：挂，吊挂。
③ 沃：浸泡。
④ 紫苏熟水：原脱，据原书目录补。
⑤ 翰林院：四库本作"太医院"。
⑥ 分：四库本作"利"。

补养药膳诸法

地黄粥

切地黄二合，候汤沸，与米同下铛，先取酥二合，蜜一合，同炒令香熟，别贮之。候粥欲熟乃下，同煮取熟。

胡麻粥

乌油麻去皮，蒸一炊①，曝干，更炒令香熟。每用白粳米一升、胡麻半升，如常煮粥法为之，临熟加糖蜜任意，极香甘。胡麻多治之，临时取用。

乳粥

牛羊乳皆可。先淅细粳米令精细，控令极干。乃煎乳令沸，一依用水法，乃投米煮之，候熟即挹置碗中。每碗下真酥半两，置粥上令自镕如油，遍覆粥上，食时旋搅，美无比。

山芋②粥 薯蓣生于山者名山药，一名山芋

山芋山生者佳，圃种者无味。取去皮，细石上磨如糊。每碗粥用

---

① 一炊：指烧一顿饭的时间。
② 山芋：四库本作"薯芋"。

山芋一合,以酥二合、蜜一合,同炒令凝,以匙揉碎,粥欲熟投搅令匀,乃出。

栗粥

小栗去壳,切如米粒。每粳米一升,栗肉二合,同米煮,更无他法。

百合粥

生百合一升,切,蜜一两,同水窨熟,投欲熟粥中,每碗用三合。

麋角粥

新麋角一具,寸截,流水内浸三日,刷腥秽,以河水入砂瓶或银瓶内,以桑叶塞瓶口,勿令漏气,炭火猛煮,时时看候,如汤耗,旋益热汤。一日许,其角烂似熟山芋,掐得酥软即止,未软更煮,慎勿漏气,漏气则难熟。取暴干为粉,其汁澄滤,候清冷,以绵滤作胶片,碗盛,风中吹干。麋角胶别入药。每粥一碗,入麋角粉五钱,盐一匙同搅,温服。

枸杞子粥

枸杞子生研,挒①取汁,每一碗粥可用汁一盏,加少熟蜜同煮。

---

① 挒(liè 列):扭转。

马眼粥

新黑豆一斗，净淘入大釜中，如常用水煮令熟，擗①去汁，再入釜，以熟麻油浸之，豆上油深四指，密盖之，慢火煮，直候露出豆，即以匙拌转更煮，直令泣②尽油即住。每粥一釜，可下熟豆三五碗，欲熟入，拌匀食之。

又法：

白米二升，别煮令熟。大颗黑豆一升，先以薄灰汁煮豆令熟。漉出豆，却以清水烧沸，依前入豆再煮，透出③，却以沙糖六两，用水两碗化滤过，入盐二两、酱三两，只用水取酱汁同煮熟。桃仁、杏仁皆可为粥，生去皮尖，略炒令香，细研，水绞取浓汁，随意入粥中煮，临时加酥蜜亦可。金罂术煎亦可作粥，一如用糖法。

诸山蔬可作粥者，皆只如菜粥法。

《礼记·内则》言：子事父母，妇事舅姑，进盥授巾之后，问所欲而敬进之，以饘酏为先。饘，厚粥；酏，薄粥也。故此篇详述《怀山录》中诸药糜法。陆放翁云：平旦粥后就枕，粥在腹中，暖而宜睡，天下第一乐也。

紫不讬法

新黑豆煮取浓汁，搜面作汤饼，极甘美，能去面毒，令不蒸热，服丹石人尤宜食此。杂莼菜为羹，妙。

---

① 擗：析出汁水。
② 泣：四库本作"沥"。
③ 透出：此下《永乐大典》、四库本及《安老怀幼书》均有"灰气漉出"4字。

沈存中云：面治壅热，益气力，但不可多食，致令愤闷。料理有法，节而食之。馎饦、蒸饼及糕、索饼，起面等法在《食经》中。此法用黑豆汁搜面，则无毒矣。

造山药面法

取山药去皮薄切，日中暴干，柳箕中挼①为粉，下筛。如常面食之，加酥蜜为淳面尤精。益气力，长肌肉，久服轻身，耳目聪明，不饥延年。

造干地黄法

九月末掘取肥大者，去须熟蒸，微暴干，又蒸，暴干。食之如蜜②，可停。

芭蕉脯

蕉根有两种，一种黏者为糯蕉，可食。取作手大片，灰汁煮令熟，去灰汁，又以清水煮，易水令灰味尽，取压干，乃以盐、酱、芜荑、椒、干姜、熟油、胡椒等杂物研浥，一两宿出焙干③，略捶令软。食之全类肥肉之味。

牛蒡脯

十月以后取根洗干，去皮切成片④，少煮勿太烂，硬者即熟煮，

---

① 挼：两手揉搓。
② 蜜：原作"密"，据《永乐大典》改。
③ 干：原脱，据四库本补。
④ 切成片：《永乐大典》、四库本均脱，《安老怀幼书》作"用慢火"。

并捶令软。下杂料物，如芭蕉脯法，煏焙取干。

笋脯，一如牛蒡脯法。

莲房脯

取嫩莲房去蒂，又去皮留中间络①，入灰煮煏，一如芭蕉脯法。焙干，以石压令匾，作片收之。

蒮卜鲊

蒮卜花，即栀子也。采嫩花酿作鲊②，极香美。白乐天方斋，刘禹锡馈以菊苗齑、芦菔鲊，换取乐天六班茶二囊，以自醒酒。

干蕨菜

采嫩蕨菜蒸熟，以干灰拌之，同曝极干，濯去灰，又曝干收之。临食，汤浸令软。味如合蕈。

石芥、荤菜

此二物极辛，为菹③大佳。

---

① 留中间络：《永乐大典》、四库本脱，《安老怀幼书》作"用井新水"。
② 鲊：泛指腌制的食品。
③ 菹（zū 租）：腌菜。

苦益①菜

苦益菜、青蘘苦麻，皆可作羹。

苦麻即今俗谓之胡麻者，叶作羹，大甘滑。<small>其苗名青蘘。</small>

松蕊

去赤皮取嫩白者，蜜渍之，略烧令蜜熟，勿太熟，极香脆。

白芷

蜜渍、糟藏，皆可食。

防风芽

防风芽如胭脂色，天门冬芽如马椿，芹菜、芎芽，又有蘼芜、枸杞芽、菊芽、荇菜、水藻、牛膝芽、地黄嫩叶，皆如常菜治之。

东坡诗云：秋来霜露满东园，芦菔生儿芥有孙。我与何曾同一饱，不知何苦食鸡豚。况药菜之佳乎。

水苔

立春前采嫩者，淘泽令极净，其间多沙石蝶虫。取得压干，只入

---

① 益：四库本作"盖"。

盐油完椒，切薤白同入瓶中酿为醯①，醋浸食之，甚佳。又可油炒，加盐酱亦善。

瓜菹②

生甜瓜拣取未熟者，每十斤随瓣切开，去穰不用。就百沸汤绰过，以盐五两匀擦翻转，豆豉末半升，酽醋升半，面酱斤半，马芹、川椒、干姜、陈皮、甘草、茴香各半两，芜荑二两，并为细末，同瓜一处拌匀，入瓷瓮内淹压，于冷处顿之，经半月后则熟。瓜色明透，绝类琥珀，味甚香美。

菜菹

大菘菜丛采③，十字劈裂。菜菔取紧小者，破作两半，同向日中晒去水脚。二件薄切作方片，如钱眼子大，入净罐中，以马芹、茴香、杂酒、醋、水等，令得所，调净盐浇之。随手举罐，撼触五七十次，密盖罐口，置灶上温处，仍日一次如前法撼触，三日后可供。菜色青白间错，鲜洁可爱。

藕菹

嫩藕梢随意切作方块，如骰子大，就蟹眼汤内，快手绰上。取牵牛花揉汁，腌染片时，投冷熟水中涤过控干。以马芹、盐花泡汤，入

---

① 醯：美酒。
② 菹：切碎的腌菜、酱菜或肉等。
③ 大菘菜丛采：大白菜整棵采下。大菘菜，即大白菜。

少醋，加蜜作菹，澄冷浇供之。

豆菹

先取湿沙纳瓷器中，以绿豆匀撒其上，如种艺法，深桶覆藏室中，勿令见风。日一次掬水洒透，俟其苗长可尺许摘取，蟹眼汤①焯过，以料菹供之。赤豆亦可种，然不如绿豆之佳。

荠羹 俗谓荠为东风菜，方言讹而为公爹菜，谓可以奉公爹也。

东坡与徐十三书云：今日食荠极美，天然之珍，虽不甘于五味，而有味外之美。其法，取荠一二升许，净择，入淘了米三合，冷水三升，生姜不去皮，捶两指大，同入釜中，浇生油一蚬壳，当于羹面上。不得触，触则生油气，不可食。不得入盐醋。君若知此味，则陆海八珍皆可厌也。天生此物，以为幽人山居之禄②，辄以奉传，不可忽也。羹以物覆则易熟，而羹极烂乃佳也。

《本草》：荠，和肝气明目。凡人夜则血归于肝，肝为宿血之脏。过三更不睡，则朝旦面色黄燥，意思荒浪③，以血不得归故也。若肝气和则血脉流通，津液畅润。东坡尝有诗云：时绕麦田求野荠，强为僧舍煮山羹。陆放翁亦有诗云：小着盐醯助滋味，微加姜桂助精神。风炉歊钵穷家活，妙诀何曾肯授人。

---

① 蟹眼汤：即刚沸的水。水刚沸腾，泡沫如蟹眼大小。
② 以为幽人山居之禄：可以作为隐居在山中人的一种享受。
③ 意思荒浪：神思恍惚。

笋鳜

东坡回钱穆父书云：竹萌蒙佳贶，取笋簟菘心与鳜鱼相和，清水煮熟，用姜、芦菔①自然汁及酒等三物等，入少盐，渐渐款洒之，过熟可食。不敢独味此，请依法作与老嫂共之。

老人有性喜茹素，不忍害物者，菽水②之奉，在嘉蔬药菜，料理如法，殊益于人。杞、菊、芎、术等苗，嫩时采食之，或煮或齑，或炒或毳，悉用土苏咸豉汁加盐，下饮甚良。蔓菁作齑最妙。不断五辛者，春秋嫩韭，四时采薤甚益。绿豆、紫苏、乌麻须宜贮，俱能下气。其余豉酱之徒，食所不可少，皆须贮蓄。肉食，心不害物，但以钱买，犹愈于杀。第一戒，慎勿杀，然肉须新鲜，似有气息，则不宜食。烂脏损气，切须慎之戒之。

【点评】在该篇，邹氏介绍了早餐的药膳，有药粥、面、饼、药脯、药菜羹等，制作简单，取材常见，品种繁多。其中药粥的现实意义比较大，因为其取材简单，原料都可以买到，制作也是最简单的。所以老人在家时，早餐可以煮些药粥，保养生命。

种植诸法

庭槛园林间，种植可爱玩之物，如世间花果，人家自有。此不悉载，今抄东坡一书、诚斋一诗于下：

---

① 芦菔：即萝卜。
② 菽水：豆与水。比喻清淡饮食。

东坡与程全父书

白鹤峰新居成，从天侔求数色果木。太大则难活，小则老人不能待，当酌中者。又须土砧稍大，不伤根者。柑、橘、柚、荔枝、杨梅、枇杷、松、柏、含笑、栀子，漫写此数品，不必皆有，仍告书记其东西。

诚斋三三径诗

东园新开九径。江梅、海棠、桃、李、橘、杏、红梅、碧桃、芙蓉，九种花木，各植一径，命曰"三三径"。其诗云：三径初开是蒋卿，再开三径是渊明。诚斋奄有三三径，一径花开一径行。

欧阳公①示谢道人种花诗云：浅深红白宜相间，先后仍须次第栽。我欲四时携酒去，莫教一日不花开。

西园胡大壮一喜种花卉，以窥造化生育之妙，喜饮醇酎，以寓经纶燮理之方。

【点评】古代文人多是向往山水田园生活的，尤其是在很多山水诗人佳作的熏陶下，老年人对土地和田园有本能的热爱和向往，可能是因为土地给人以安定的感觉。邹氏开设种植这一篇，建议人们种植果蔬、药材、香木等，不仅能陶冶情操，享受田园之乐，还具有实用价值。果树的果实能食用，药材有治病、防病的功效，香木能清新空气。老人随着身体功能的退化，自我价值的实现不如从前，尤其是城市的老人，退休了，突然闲下来，不知如何安排自己的生活了。可以向邹氏学习，种花植树，享受田园之美，看着自己种植的植物健康成长，自豪感油然而生，可以此找回人生的自信。

---

① 欧阳公：即宋代欧阳修。

芸香

古人藏书，谓之芸香是也。采置书帙中即去蠹，置席下去蚤虱。栽园庭间，香闻数十步，极可爱。叶类豌豆，作小丛，生秋间，叶上微白如粉，江南人谓之七里香。江南极多。大率香草，多只是花过则已，纵有叶香者，须采掇嗅之方香。此草远在数十步外，此间已香，自春至秋不歇，绝可玩也。

茅香

闲地种之，可洗手，终日香。一年数次刈，闲屋中时时烧少许亦佳。《本草》云：苗叶可煮作浴汤，令人身香，同藁本尤佳。仍入印香中，合香附子用。

枸杞

拣好地，熟劂①加粪讫，然后逐畦长开垄，深七八寸，令宽，乃取枸杞连茎剉长四寸许，以草为索，慢束如羹碗大，于垄中立种之。每束相去一尺，下束讫，别调烂牛粪，稀如面糊，灌束子上，令满，减则更灌，然后以肥土壅之。满讫，土上更加熟牛粪，然后灌水。不久即生。乃②如剪韭法，从一头起首割之。得半亩，料理如法，可供数人。其割时与地面平高，留则无叶，深剪则伤根。割仍避热及雨

---

① 劂：挖。
② 乃：原作"花"，据四库本及《安老怀幼书》改。

中，但早朝为佳。

又法：但作束子，掘坑方一尺，深于束子三寸，即下束子讫，着好粪满坑填之，以水沃粪下，即更着粪填，以不减为度，令粪盖束子一二寸即得。生后极肥嫩，数数锄壅，每月一加粪，尤佳。

又法：但畦中种子如种菜法，土粪下水。当年疏瘦，二年以后悉肥。勿令长苗，即不堪食。如食不尽，即剪作干菜，以备冬中。常使如此，从春及秋，其苗不绝。取甘州者为真，叶厚大者是有刺，叶小者是白棘，不堪服食。

又法：枸杞子于水盆内，接令散讫，暴干。劚地作畦，畦中去却五六寸土，勿作垄，纴草穰作稕①，似臂长短，即以泥涂稕令遍，以安垄中，即以子布泥上。一面令稀稠得所，乃以细土盖之，令遍；又以烂牛粪盖上，令遍；又布土一重，令与畦平。待苗出，时时浇灌。及堪采，即如剪韭法，更不要煮炼。每种用二月初一，每年但五度剪，不可过也。凡枸杞生西河郡谷中及甘州者，其味过于蒲萄。今兰州西去邺城、灵州、九原并大，根茎尤大。

甘菊

移根最佳，若少时折取苗，乘雨湿种，便活。一年之后，落遍地，长服却老。冬中收子，剪如韭法。

陆龟蒙《杞菊赋》云：惟杞与菊，偕寒互绿。或颖或苕，烟披雨沐。我衣败绨，我饭脱粟。羞惭齿牙，苟且粱肉。蔓延骈罗，其生实多。尔杞未棘，尔菊未莎。其如予何，其如予何。

东坡云：天随生自言常食杞菊，及夏五月，枝叶老硬，气味苦涩，

---

① 纴草穰作稕：把禾草缚成禾把子。

犹食不已。余守胶西，与通守刘君循古城废圃，求杞菊食之，扪腹而笑，作《后杞菊赋》云：人生一世，如屈伸肘。何者为贫，何者为富，何者为美，何者为陋？或糠核而瓠肥，或粱肉而黑瘦。何侯方丈①，庾郎三韭。较丰约于梦寐，卒同归于一朽。吾方以杞为粱，以菊为糗。春食苗，夏食叶，秋食花实，而冬食根，尚庶几乎河西南阳之寿。

张南轩赋云：张子为江陵之数月，时方仲春，草木敷荣，经行郡圃，意有所欣，爰命采掇，付之庖人。汲清泉以细烹，屏五味而不亲，甘脆可口，蔚其芳馨。尽日为之加饭，而他物不足以前陈。

又云：天壤之间，孰为正味？厚或腊毒，淡乃其至②。猩唇豹胎，徒取诡异；山鲜海错，纷纠莫计。苟滋味之或偏，在脏腑而成赘。惟杞与菊，微劲不苦，滑甘靡滞。非若它蔬，善呕走水。既瞭目而安神，复沃烦而涤秽。桥③南阳于西河，又颓龄之可制。随寓必有，约居足恃。雪消壤肥，其茸葳蕤④。与子婆娑，薄言掇之。古铫瓦盆，啜汁咀菌。高论唐虞，咏歌《书》《诗》。嗟乎！微斯物，孰同先生之归。于是相属而歌，殆日晏以忘饥。

地黄

十二月耕地，至正月可，止三四遍，细爬讫。然后作沟，沟阔一尺，两沟作一畦。畦阔四尺，其畦微高而平，硬甚不受雨水。苗

---

① 何侯方丈：疑为"何侯万丈"。何侯，指西晋开国元勋何曾，其被封爵郎陵县（今山东德州市陵城区）侯，故称。史载何曾生活极其奢侈，每日的饮食耗费上万文钱，留有"日食万钱"的典故。

② 厚或腊毒，淡乃其至：味厚者可能极易损害身体，味淡者是最好之味。

③ 桥：四库本作"骄"。

④ 其茸葳蕤：指菊杞茂盛。

未生，间得水即烂，畦中又拨作沟，沟深三寸。取地黄切长二寸，种于沟内。讫，即以熟土盖之，其土厚三寸以上。每种一亩，用根五十斤。盖土讫，即取经冬烂草覆之。候牙稍出，以火烧其草，令烧去。其苗再生，叶肥茂，根益壮。自春至秋，凡五六耘，不得锄。八月堪采，根至冬尤佳。若不采，其根太盛，春二月当宜出之。若秋采讫，至春不复更种，其生者，犹得三四年。但采讫比之明年耩耘而已，参验古法，此为最良。

按《本草》，二月、八月采，殊未穷物性也；八月残叶犹在，叶中精气未尽归根。二月新苗已生，根中精气已滋，不如冬月采殊妙，又与蒸暴相宜。古人云：二月、八月非为种者，将为野生，当须见苗矣。欲食叶，但露散后摘取旁叶，忽损中心正叶，甚益人，胜诸药。

东坡诗云：地黄饲老马，可使光鉴人。吾闻乐天语，喻马施之身。白乐天《采地黄》诗：凌晨荷插去，薄暮不盈筐。携来朱家门，卖与白面郎。与君啖肥马，可使照地光。愿易马残粟，救此苦饥肠。我衰正伏枥，垂耳气不振。移栽附沃壤，《本草》：古称地黄宜黄土。今不然，大宜肥壤，虚地则根大而多汁。蕃茂争新春。沉水得稚根，言以水沉而试之也。《日华子》云：浮者，名天黄；半浮半沉者，名人黄；沉者，名地黄。其沉者佳也。重汤养陈薪，于鼎釜水中，更以器盛水而煮，谓之重汤。投以东阿清，阿胶出东阿，其用皮有老少，则胶有清浊。和以北海醇。崖蜜助甘泠，山姜发芳辛。山姜，术名，古方用术。融为寒食饧，寒食日，研杏仁为酪，以煮麦粥，以饧沃之，咽作瑞露珍。丹田自宿火，渴肺还生津。愿饷内热子，一洗胸中尘。

五加

取根，深掘肥地二尺，埋一根，令没旧痕，甚易活。苗生，从一头剪取，每剪讫，锄土壅之。

五加，盖天有五车①之星精也。金应五行②，人应五德③，位应五方④，物应五车⑤。青精入茎，有东方之液。白气入节，有西方之津。赤气入华，有南方之光。玄精入根，有北方之饴。黄烟入皮，有戊己之灵。五神镇主，相转育成，用之者真仙，服之者返婴。久服轻身耐老，明目下气，补中益精，坚筋骨，强志意。五叶者良，叶可作蔬菜食。五月、七月采茎，十月采根，阴干。

张子声、杨建始、王叔才、于世彦皆服此酒，得寿三百年，有子二十人。世世有得服五加酒散而获延年者，不可胜计。或只为散以代汤茶而饵之，验亦然也。

青蘘_{胡麻苗也}

取八棱者，畦中如菜法种之，生苗为菜食。秋间依此法种之，甚滑美。

百合

上好肥地，加粪熟劚讫。春中取根，大劈取瓣，于畦中如种蒜法，五寸一瓣种之，直作行。又加粪灌水，苗出即锄四边，令绝无草。春后看稀稠得所处，更别移亦得。畦中干即灌水。三年后，其大如拳，然后取食之。又取子种亦得，或一年以后，二年以来始生，甚迟，不如种瓣。

---

① 五车：星名。亦称五潢，属毕宿，共有五星。
② 五行：指金、木、水、火、土，古人认为这5种物质构成世界万物。
③ 五德：即仁、智、义、礼、信五德。
④ 五方：指东、西、南、北、中5个方位，五方土音。
⑤ 五车：古代统治者使用的5种车子。

黄精

择取叶参差者是真，取根擘破，稀种。一年以后，极稠种无得。其苗，香美可食。

苜蓿

择肥地劚令熟，作垄种之，极益人。还须从一头剪，每剪加粪，锄土壅之。

合欢_{萱草也}

移根畦中，稀种一年，自稠。春剪苗，食如枸杞。秋夏不堪食。

牛蒡

取子畦中种，种时乘雨即生。若有水不候雨也。地须加粪，灼然后肥。旱则沃水，剪如上法。菜中之尤益者，但多种，食苗及根茎，益于人。

莲子

八九月取坚黑子，瓦上磨尖头，直令皮薄，取墐土①作熟泥封，

———————————
① 墐土：黏土。

如三指大长，使带头兼重，令磨须尖泥。欲种时，掷至池中，重头向下，自能周正，薄皮上易生，数日即出。不磨者率不可生。

藕

春初掘取藕三节，无损处，种入深泥，令到硬土。谷雨前种，当年有花。

藕可作粉。其法：取粗藕不限多少净洗，截断，浸三宿，数换水。看灼然①洁净，然后漉出，碓②中碎捣，以新布绞取汁，重捣取汁，尽为度，又以密布滤去粗恶物，澄去清水，如稠难澄，以水搅之然后澄，看水清即泻去，一如造米粉法。

鸡头③

鸡头粉，取新熟者去皮，熟捣实如上法。

菱角粉，去皮，如上法。

姜粉，以生姜烂研，捩汁，如上法，以和羹。

葛粉，去皮如上法，开胃止烦热。

茯苓粉，剉如弹子，以水浸，去赤汁如上法。

松柏粉，春采嫩叶如上法。须垂露采为之。经宿则无粉如嫩草，郁郁可爱。

---

① 灼然：明显貌。
② 碓：木、石做成的捣米器具。
③ 鸡头：芡实的别名。

脱果

木生之果，八月间以牛羊滓和土，包其鹤膝处_{被端干相楼黄纹处}，如大杯，以纸裹囊覆之，麻绕令密致。重则以杖柱之，任其发花结实。明年夏秋间，试发一包视之，其根生则断其本，埋土中，其花实皆晏然不动，一如巨木所结。予在萧山县见山寺中橘木，止高一二尺，实皆如拳大，盖用此术也。大木亦可为之，尝见人家有老林檎木，根已蠹朽，圃人乃去木本二三尺许，如上法，以土包之，一年后土中生根，乃截去近根处三尺许，包入地后，遂为完木。

凡种果木，须望①前种，实多；望后种，实少。

百部

山地种之，如百合法。多种为佳，取根挼汁濯衣，令不生虮，仍洁白如用皂角也。

上自杞菊以次，为粥，为蔬，为脯，为粉，须自种植充饶足用。百部之种，亦可为浣濯之供。

菖蒲石

怪石奇峰，以沙石器种之。旦暮易水则茂，水浊及有泥滓则萎。一寸九节者，服之可以乌髭，轻身延年。夜，檠②灯间置一两盆，可

---

① 望：农历每月十五日。
② 檠：灯架。

以收烟不熏人眼。东坡诗云：碧玉碗盛红玛瑙，青盆水养石菖蒲。曾茶山诗云：窗明几净室空虚，尽道幽人一事无。莫道幽人无一事，汲泉承露养菖蒲。文石清漪，斯几案间良玩也。

燕闲清赏诸法

相鹤

相鹤不必如《鹤经》所说，但取其标格立瘦，唳声清彻者为胜。凡老鹤所生，则气韵清古，三年顶赤则能唳。细论其法：颈欲细而长，身欲人立而不横，足欲瘦而节欲高。颈肥则类雁，身横则类鹜，胫粗韵俗则类鹳，声浊体肥则类鹅，皆下材也。为雏①食鱼稻甚多，老则食谷渐少，甚老则不食。惟华亭县鹤窠村所出者为得地。他处虽时有，皆凡格也。养处须有广水茂木，风月清旷之地。尝食生物则格韵高野。畜之樊笼，饲以熟，熟则多肥浊，而精彩羽毛，日渐摧藏，类乎鸡矣。

养龟

龟者寿物，养庭槛中，可以爱玩，愈于观他物。尤宜畜山龟，《尔雅》谓之摄龟者，腹下壳能开合。此龟啖蛇，蛇甚畏之，庭槛中养此龟，则蛇不复至；以至园圃中多畜之，大能辟蛇。兼此龟不赖水，陆地蓄之不失其性。予在随州时，寓法云寺之后，有竹园，常苦

---

① 雏：原作"虽"，据四库本改。

多蛇，寺僧乃蓄龟于园中，自尔不复有蛇。相鹤、养龟二事皆《怀山录》所述。

收画

子弟遇好图画，极宜收拾。在前士大夫家，有耕莘筑岩①，钓渭浴沂②，荀陈德星③，李郭仙舟④，蜀先主访草庐⑤，王羲之会兰亭⑥，陶渊明归去来⑦，韩昌黎盘谷序⑧，晋庐山十八贤，唐瀛洲十八学士⑨，香山九老⑩，洛阳耆英⑪。古今事实皆绘为图，可以供老人闲玩，共宾友高谈。人物、山水、花木⑫、翎毛，各有评品、吟咏，亦以广后生见闻。梅兰竹石，尤为雅致。瑶池寿乡图庆寿，近年有《寿域图》，备列历代圣贤神仙耆寿者，丹青妆点，尤为奇玩。

王维字摩诘，九岁知属辞，擢进士，工草隶，善画，名盛于开

---

① 耕莘筑岩：耕莘，指伊尹耕于有莘的田野。筑岩，指殷高宗时的贤相，在傅岩从事筑版。

② 钓渭浴沂：钓渭，指姜太公遇文王钓鱼于渭水。浴沂，指孔子弟子交游且浴且舞。

③ 荀陈德星：把荀淑与陈实相会比喻为德星相聚。

④ 李郭仙舟：指李膺与郭泰同舟而济。

⑤ 蜀先主访草庐：指刘备访诸葛亮于草庐。

⑥ 王羲之会兰亭：指王羲之于晋永和九年三月三日与好友41人会于山阴兰亭。王羲之，字逸少，东晋时期著名书法家，有"书圣"之称。历任秘书郎、宁远将军、江州刺史，后为会稽内史，领上将军。代表作《兰亭序》被誉为"天下第一行书"。在书法史上，他与其子王献之合称为"二王"。

⑦ 陶渊明归去来：指陶渊明作《归去来兮辞》。

⑧ 韩昌黎盘谷序：指李愿隐居于盘谷，韩愈为其作《韩昌黎盘谷序》。

⑨ 唐瀛洲十八学士：唐太宗在长安城设文学馆，以杜如晦、房玄龄、虞世南、褚亮、姚思廉、李玄道、蔡允恭、薛元敬、颜相时、苏勖、于志宁、苏世长、薛收、李守素、陆德明、孔颖达、盖文达、许敬宗18人为学士，常讨论政事、典籍。

⑩ 香山九老：指唐代白居易、胡杲、吉旼、郑据、刘真、卢慎、张浑、狄兼谟、卢贞9人。

⑪ 洛阳耆英：文彦博、富弼、司马光等13人聚集洛阳，共置酒相乐。

⑫ 木：四库本作"卉"。

元、天宝间。宁、薛诸王，待若师友，画思入神，至山平水远，云势石色，绘工以为天机所到。别墅在辋川，地奇胜，与裴迪游其中，赋诗相酬为乐。东坡云：味摩诘之诗，诗中有画；观摩诘之画，画中有诗。秦太虚云：余为汝南，得疾卧直舍，高仲符携《辋川图》示余曰：阅此可以疗疾。余本江海人，得图喜甚，即使二儿从旁引之，阅于枕上，恍然若与摩诘入辋川，度华子冈，经孟城坳，憩辋口庄，泊文杏馆，上斤竹岭并木兰柴，绝茱萸沜，蹑槐柏，窥鹿柴，返于南北垞，航欹①湖，戏柳浪，濯弈家濑，酌金屑泉，过白石滩，停竹里馆，转辛夷坞，抵漆园，幅巾杖屦，棋弈茗饮，或赋诗自娱，忘其身之匏系②于汝南也，数日疾良愈。

龙眠居士李公麟，字伯时，能行草书，善画，尤工人物，人以比顾陆 顾恺之、陆知微，晚年致仕归老，肆意于泉石间，作《龙眠山庄图》，为世所宝。韩子苍题《太乙真人莲叶图》云：太乙真人莲叶舟，脱巾露发寒飕飕。轻风为帆浪为楫，卧看玉宇浮中流。中流荡漾翠绡舞，稳如龙骧万斛举。不是峰头十丈花，世间那得叶如许。龙眠画手老入神，尺素幻出真天人。恍然坐我水仙府，苍烟万顷波粼粼。玉堂学士今刘向，禁直苕峣九天上。不须对此融心神，会植青藜夜相访。观画之趣，二事可参。

置琴

朱文公《琴赞》云：养君中和之正性，禁尔忿欲之邪心。乾坤无言物有则，我欲与子钩其深。欧阳公云：予尝有幽忧之疾，退而闲

---

① 欹：四库本及《安老怀幼书》均作"欹"。
② 匏系：指阻滞于一地，才能无法发挥。

居，不能治也。既而学琴于友人孙道滋，受宫声数引①，久而乐之，不知疾之在其体也。夫疾生乎忧者也。药之毒者，能攻其疾之聚；而不若声之至者，能和其心之所不平。心而平，不和者和，则疾之忘也宜哉。奉亲者能琴，时为亲庭鼓一二操，亦足以娱悦其意，和平其心。《琴师六言》云：擘托抹挑打摘，先后轻重疾徐，最是一般妙处，更要其人读书。斯亦子弟藏修息游之一益云。

延方士

湖州东林沈东老，能酿十八仙白酒。一日有客自号回道人，长揖于门曰：知公白酒新熟，远来相访，愿求一醉。公见其风骨秀伟，跫然②起迎，徐观其碧眼有光，与之语，其声清圆。于古今治乱，老庄、浮图氏之理，无所不通，知其非尘埃③中人也。因出酒器十数于席间，曰：闻道人善饮，欲以鼎先为寿，如何？公曰④：饮器中，钟鼎为大，屈卮螺杯次之，梨花、蕉叶最小，请戒侍人次第速斟，当为公自小至大以饮之。笑曰：有如顾恺之食蔗渐入佳境也。又约周而复始，常易器满斟于前，笑曰：所谓杯中酒不空也。回公兴至即举杯。常命东老鼓琴，回浩歌以和之。又尝围棋以相娱，止弈数子，辄拂去，笑曰：只恐棋终烂斧柯。回公自日中至暮，已饮数斗，无酒色。东老欲有所叩，回公曰：闻公自能黄白之术⑤，未尝妄用，且笃于孝义，又多阴功，此余每日所以来寻访，而将以发之也。东老因叩长生

---

① 宫声数引：宫，五音之一。引，琴曲，古琴曲有《九引》。
② 跫然起迎：高兴貌。
③ 尘埃：世俗。
④ 公曰：四库本作"道人曰"。
⑤ 黄白之术：指道家炼丹术。

轻举之术①。回公曰：四大假合之身②，未可离形而顿去。东老摄衣起谢：有以喻之。回公曰：此古今所谓第一，最上极则处也。饮将达旦，瓮中所酿，止留糟粕而无余沥。回公曰：久不游浙中，今日为公而来，当留诗以赠，然吾不学世人用笔书。乃就擘席上榴皮，画字题于庵壁，其色微黄而渐加黑。其诗云：西邻已富忧不足，东老虽贫乐有余。白酒酿来缘好客，黄金散尽为收书。已而告别。东老启关③送之，天渐明矣。握手并行，至舍西石桥，回公先度乘风而去，莫知所适。

延名衲

成都一僧诵《法华经》，甚专，虽经兵乱，卒不能害。忽一山仆至云：先生请师诵经。引行过溪岭数重，烟岚中一山居，仆曰：先生老病起晚，请诵《至宝塔品》。见报，欲一听之，至此果出。野服杖藜，两耳垂肩，焚香听经罢，入不复出。以藤盘竹箸，秫饭一盂，杞菊数瓯，无盐酪，美若甘露，得衬钱一环。仆送出路口，问曰：先生何姓？曰：姓孙。问：何名？仆于僧掌中书"思邈"二字，僧大骇，仆遽失之。三日山中寻求，竟迷旧路，归视衬资，乃金钱一百文也。由兹一饭，身轻无疾。天禧中，僧一百五十岁矣，后隐不见。

款延方士谈《真诰》，时约名缁听梵书，二士共谈，必说妙法，真有所遇，岂不乐哉。

---

① 长生轻举之术：指长生不老成仙之方法。
② 四大假合之身：指人的身体。古人认为身体是由地、水、火、风构成的，故称。
③ 关：四库本作"门"。

肃客

朱文公晚年野服见客，榜客位云：荥阳吕公尝言：京洛致仕①官与人相接，皆以闲居野服为礼，而叹外郡或不能，然其旨深矣。某叨恩致事，前此蒙宾客下访，初亦未敢援此，遽以老人野逸自居。近缘久病，艰于动作，遂以野服从事，上衣下裳，大带方履，比之凉衫，自不为简，所便者束带足以为礼，解带足以燕居，且使穷乡下邑，复见京都旧俗之美，亦补助风教之一端也。又云：衰病之余，不堪拜跪。亲旧相访，亦望察此。非应受者，并告权免。庶几还答，不至阙礼。

罗鹤林云：余尝于赵季仁处见其服，上衣下裳。衣用黄、白、青皆可，直领两带结之，缘以皂如道服，长与膝齐。裳必用黄，中及两旁，皆四幅不相属。头带皆用一色，取黄裳之义也。别以白绢为大带，两旁以青或皂缘之，见侪辈则系带，见卑者则否，谓之野服，又谓之便服。

记事

周益公②云：苏子容闻人引故事，必令人检出处。司马温公闻新事，即便抄录，且记所言之人。故当时谚曰：古事莫语子容，今事勿告君实。

司马公对宾客，无问贤愚长幼，悉以疑事问之。有草簿数枚，常致座间，苟有可取，随手抄录，或对客即书，率以为常，其书字皆真

① 致仕：交还官职，即退休。
② 周益公：即周必大，字子充，又字洪道，宋代绍兴进士，官至左丞相。

谨。刘元城见时，已有三十余册。

曾祖南谷文靖公，叔祖朴庵提刑，皆有日记。朴庵所记，名《长生历》，有序云：司马温公日记，凡十年作一帙①，一日之事，无论善恶必载焉。限以十年，所以推一期进德与否也。夫子三十而立，自是十年则有加于前矣。至从心之时，盖涉历四十年。圣人所以密推熟察，以自验其道艺所造，功力所成者至矣。夫甲乙周而时已久矣，时愈久而行愈进，此圣人之所以为圣人也。温公之帙，岂其原亦出于此欤。《长生历》亦十年为一帙

二老相访

周益公以宰相退休，杨诚斋以秘书监退休，为庐陵二大老。益公尝访诚斋于南溪之上，留诗云：杨监全胜贺监家，赐湖岂比赐书华。回环自辟三三径，顷刻能开七七花。门外有田供伏腊，望中无处不烟霞。却惭下客非摩诘，无画无诗只谩夸。诚斋和云：相国来临处士家，山间草木也光华。高轩行李能过李，小队寻花到浣花。留赠新诗光夺月，端令老子气成霞。未论藏去传贻厥，拈向田夫野老夸。好事者绘以为图，诚斋题云：平叔曾过魏秀才，何如老子致元台。苍松白石青苔径，也不传呼宰相来。用魏野诗翻案也，诚斋冢嗣东山先生伯子，以集英殿修撰，致仕家居，年八十，云巢曾无疑，益公门人也，年尤高。尝携茶袖诗访伯子，其诗云：褰衣不待履霜回，到得如今亦乐哉。泓颖有时供戏剧，轩裳无用在尘埃。眉头犹自怀千恨，兴到何如酒一杯。知道华山方睡觉，打门聊伴茗奴来。伯子和云：雪舟不肯半涂回，直到荒林意盛哉。篱菊苞时披宿雾，木犀香里绝纤埃。锦心

---

① 帙：书的一函为一帙。

绣口垂金蕊，月露天浆贮玉杯。八十仙翁能许健，片云得得出巢来。其风味庶几可亚前二老云。

二老相访，倡妍酬丽①，四诗可观。放翁诗云：老人无一事，有兴即吟诗。唱者和者，皆须兴到也。

储书

邵康节诗云：花木四时分景致，经书万卷号生涯。有人若问闲居处，道德坊中第一家。

欧阳文忠公《六一堂记》云：琴一张，棋一局，酒一壶，藏书一万卷，集录金石遗文一千卷，以吾一翁老于此五者之间，是为六一。陆放翁《书巢记》云：陆子既老且病，犹不置读书，名其室曰：书巢。吾室之内，或栖于椟，或陈于前，或枕藉于床，俯仰四顾，无非书者，吾饮食起居，未尝不与书俱，间有意欲起，而乱书围之，至不得行，辄自笑曰：此非吾所谓巢者耶。二公盖储书以自佚其老者也。

丁度②之祖觊，尽其家赀以置书，至八千卷，且曰：吾聚书多矣，必有如学者为吾子孙。度力学有守，登服勤词③学科，仕至参政。

曾子固④平生嗜书，家藏至六万余卷，手自雠封⑤，白首不倦，此储书以遗其子孙者也。《孟子》有贤父兄之言，惟以书教子弟者而后为贤。晋人有佳子弟之目，惟从父兄之教，而知书者而后为佳。

唐杜荀鹤诗云：欺春只爱和醅酒，讳老犹看夹注书。放翁诗云：

<hr/>

① 倡妍酬丽：以描述相见时妍丽风景的诗词相酬答。倡酬，古代学者互相拜访交流时填写诗词相酬答。

② 丁度：字公雅，北宋大臣、训诂学家。

③ 词：原作"嗣"，据四库本改。

④ 曾子固：曾巩字子固，北宋嘉祐进士，文学家、史学家、政治家。

⑤ 手自雠（chóu 愁）封：亲自校对。

灯前目力依然在，且尽山房万卷书。

欧公诗云：至哉天下乐，终日在书案。家仲本云：至乐莫如读书，至要莫如教子。又云：人家教子弟如养芝兰然，既积学以培植之，又须积德以浇灌之。

子弟储书，正以备侍旁检阅。陈后山左右图书，日以讨论为务，其志专，欲以文章名后世。夜与诸生会宿，忽思一事，必明烛翻阅，得之乃已。或以为可待旦者，后山曰：不然，人情乐因循，一放过则不复省矣。故其学甚博而精，尤好经术，非如唐之诸子，作诗之外，他无所知。魏衍昌世亦彭城人，从后山学，年五十余，见异书犹手自抄写，藏书数千卷云。

【点评】此篇内容主要介绍古代文人雅士的风雅之事和逸闻趣事。从中可以窥见古人丰富的精神生活，高雅的兴趣爱好。在古代，琴棋书画被称作文房四艺，是文人墨客比较崇尚的娱乐活动。古人认为，抚琴、弈棋、写字、作画，或听琴、观棋、赏字、阅画，能赏心悦目，养性助乐，陶冶情操，调剂精神，有益于健康和长寿。对于现代老人，也是一样。培养良好的兴趣爱好可以丰富老人的精神世界。老人可根据自己的条件，选择适合自己的晚年生活，怡情易性，益寿延年。

敬直老人邹铉　编次

玉窗黄应紫　点校

古今嘉言善行七十二事

古今嘉言善行七十二事①：

《颜氏家训》②曰：夫所以读书学问，本欲开心明目，利于行耳。未知养亲者，欲其观古人之先意承颜③，怡声下气④，不惮劬劳⑤，以致甘腝⑥，惕然惭惧⑦，起而行之也。经史传记述孝子顺孙、嘉言懿行，连篇累牍，不胜其纪。今略举数十条，以激发夫人孝爱之心，必有目之心之而兴起者。

---

　　①　古今嘉言善行七十二事：原脱，据原书目录补。

　　②　《颜氏家训》：南北朝时期颜之推著，是古代著名的家庭教育书籍。本段引文出自该书《勉学》篇。

　　③　先意承颜：先于父母之意而顺从父母之愿。

　　④　怡声下气：声音和悦，态度恭顺。

　　⑤　劬（qú 渠）劳：劳累，劳苦。

　　⑥　腝（ní 尼）：甘美熟烂。

　　⑦　惕然惭惧：忐忑不安，惭愧恐惧。

文公《家礼》①曰：凡子事父母，妇事舅姑②，天欲明，咸起，盥漱、栉③、总④，具冠带。昧爽⑤适父母舅姑之所省问。父母舅姑起，子供汤药，妇具晨羞⑥。供具毕，乃退，各从其事。

按《内则》⑦曰：子事父母，妇事舅姑：鸡初鸣，适父母舅姑之所。及所，下气怡声，问衣寒燠，疾痛苛痒，而敬抑搔之怡，悦也；苛，疥也；抑，按也；搔，摩也。温公⑧曰：丈夫唱诺，妇人道万福，问侍者：夜来安否？何如？侍者曰：安。乃退。其或不安节，则侍者以告。此即《礼》之晨省也。出入，则或先或后而敬扶持之先后随时便也。进盥，少者奉盘，长者奉水，请沃盥，盥卒，授巾盘，承盥水者。巾以拭手。问所欲而敬进之所欲，如下文饐酏之类。柔色以温之温，借也。承尊者，必和颜色也。饐酏粥也，稠者为饐，稀者为酏、酒醴厚者为酒，薄者为醴、芼羹鱼肉为羹，芼之以菜、菽、麦、蕡、稻、黍、粱、秫菽，大豆也。蕡，麻也。稻、黍、粱、秫，皆米也、唯所欲随所爱、枣、栗、饴、蜜以甘之饴，饧也。四者味皆甘；堇、荁、枌⑨、榆免、薧、滫、瀡以滑之堇与荁相类，枌与榆相类。四物，新者曰免，干者曰薧。滫，溲也；瀡，滑也。数者性皆滑，脂膏以膏之脂膏亦类也，角者曰脂，无角曰膏，二者皆肥而泽。父母舅姑必尝之而后退尊长举箸，子妇乃各退就食。温公曰：药物乃关身之切务，人子当亲自检数，调煮供进。不可但委婢仆，脱若⑩有误，即其祸不测。晨羞，俗谓点心。《易》曰：在中馈⑪。《诗》曰⑫：惟

---

① 《家礼》：指南宋朱熹所著《朱子家礼》。

② 舅姑：夫之父母，俗称公婆。

③ 栉(zhì 志)：梳理头发。

④ 总：束发。

⑤ 昧爽：拂晓，黎明。

⑥ 晨羞：早晨膳食。羞，同"馐"。

⑦ 《内则》：即《礼记·内则》，多记闺门之轨仪原则。

⑧ 温公：即司马光，宋代著名政治家、文学家。死后被追封为温国公，谥文正，所以后世尊称为"温公"。著有《资治通鉴》《稽古录》《涑水纪闻》等。

⑨ 枌(fén 焚)：即白榆。

⑩ 脱若：倘若，假如。

⑪ 中馈：指家中供膳诸事。见《易·家人》："无攸遂，在中馈"。

⑫ 《诗》曰：此句见《诗经·小雅·斯干》："无非无仪，唯酒食是议，无父母诒罹"。

酒食是议。凡烹调饮膳，妇人之职也。近年妇女骄倨①，皆不肯入庖厨。今纵不亲执刀匕，亦当检校监视，务令精洁。刘氏曰：问其意之所欲食者，则敬顺其心以进之，和柔其色以温之，芬芳其意以奉之，庶其亲喜而不厌也。孝子之事其亲，必养其志，常使欢欣，乐其子之能养。

《曲礼》②曰：凡为人子之礼，冬温而夏清，昏定而晨省。定，安其床衽③也。省，问其安否如何。温公曰：父母舅姑将寝，则安置而退。丈夫唱诺，妇人道安置。此即《礼》之昏定也。

老莱子④少以孝行养亲。年七十，父母俱存。着五色斑斓之衣，为婴儿戏于亲侧。言不称老，为亲取食上堂。足跌而偃，因卧地为婴儿啼，或弄雏于亲侧，欲亲之喜。身老寿而双亲具庆，亘古今鲜俪者也。

东汉黄香⑤事父竭力致养，暑则扇床枕，寒则以身温席。晋王延⑥，事亲色养，夏则扇枕席，冬则以身温被，隆冬盛寒，体常无全衣，而亲极滋味。二人之孝行甚相类也。

陈太丘⑦诣荀朗陵⑧，贫俭无仆役，乃使元方将车⑨，季方⑩持杖

---

① 骄倨：傲慢不恭。

② 《曲礼》：《礼记》中的一篇。

③ 床衽：床席。

④ 老莱子：古之孝子。《艺文类聚》卷二十引《列女传》："老莱子孝养二亲，行年七十，婴儿自娱，着五色彩衣。尝取浆上堂，跌仆，因卧地为小儿啼，或弄乌鸟于亲侧"。

⑤ 黄香：字文彊，东汉江夏安陆（今湖北省安陆市）人，一说湖北房陵（今湖北省十堰市房县）人。少时博学能文，以孝行奉亲，名播京师，时称"天下无双，江夏黄香"。初任郎中，曾被诏入东观，读官藏典籍，官至尚书令。

⑥ 王延：字延元（？—318），西河（今山西省吕梁市离石区）人，幼以孝闻。十六国时汉（前赵）官吏，官至金紫光禄大夫，多讽谏，有时望。

⑦ 陈太丘：即陈寔（104—187），字仲弓，东汉颍川许县（今属河南省许昌市）人。初为县吏，后任太丘长。

⑧ 荀朗陵：即荀淑，字季和，东汉颍川颍阴（今属河南省许昌市）人。曾任朗陵侯相，后弃官归隐。此则引文原出《世说新语·德行第一》。

⑨ 元方将车：元方，陈纪，字元方，陈寔长子。将车，驾车。

⑩ 季方：陈谌，字季方，陈寔第6子。

从后，长文①尚少，载著车中。既至，荀使叔慈应门②，慈明③行酒，余六龙④下食，文若⑤亦小，坐着膝前。于时奏真人东行⑥，两家父子会聚之乐，至矣哉！陈寔，字仲弓，为太丘⑦长。荀淑举方正，补朗陵侯相。纪字元方，寔长子，至德绝俗，与寔高名并著；而弟谌又配之。每宰府辟召，羔雁成群。世号三君，谌字季方。淑有八子，俭、绲、靖、焘、汪、爽、肃、专，居西豪里。县令曰：高阳氏有才子八人，署其里为高阳里，时人号曰：八龙。于时德星聚，太史奏：五百里贤人聚。

朱文公《聚星亭画屏赞》⑧云：猗欤陈子⑨，神岳钟英⑩。文渊懿范⑪，道广⑫心平。愿言⑬怀人，曰我同志⑭。故郎陵君，荀季和氏⑮。连峰对起，丽泽潜滋⑯。爱而不见，有黯其思⑰。薄言⑱造之，顾⑲无

---

① 长文：陈群，字长文，陈纪之子，陈寔之孙。

② 叔慈应门：叔慈，荀靖，字叔慈，荀淑第3子。应门，到门口迎接。

③ 慈明：荀爽，字慈明，荀淑第6子。

④ 六龙：荀淑生子8人，时称"八龙"。除荀靖、荀爽外，其余六子为俭、绲、焘、汪、肃、专，也称"六龙"。

⑤ 文若：荀彧（163—212），字文若。东汉颍川颍阴人。东汉末年著名政治家、战略家，曹操统一北方的首席谋臣和功臣。

⑥ 于时奏真人东行：《世说新语·德行第一》作"于时太史奏'真人东行'"。

⑦ 丘：原脱，据四库本补。

⑧ 朱文公《聚星亭画屏赞》：本段节选自《晦庵先生朱文公文集》卷八十五，乃朱熹为颍川陈氏聚星亭画屏所作赞文。

⑨ 猗欤（yī yú 一余）陈子：猗欤，赞叹、称羡；陈子，即陈寔。

⑩ 钟英：汇聚灵气。钟，汇聚，聚集；英，灵秀之气。

⑪ 文渊懿范：即陈寔，其谥曰"文范先生"。

⑫ 道广：道德广为传颂。

⑬ 愿言：殷切之言。

⑭ 同志：志同道合之人。《国语·晋语四》曰："同姓则同德，同德则同心，同心则同志。"

⑮ 故郎陵君，荀季和氏：即荀淑，字季和，曾补郎陵侯相。

⑯ 丽泽潜滋：丽泽，喻指"欣悦"，《周易·兑》曰："丽泽，兑。"潜滋，深藏浸润。

⑰ 有黯其思：指思慕深切。

⑱ 薄言：急急忙忙。

⑲ 顾：只是。

仆役。独①呼二儿，驾予以出。青乌黄犊，布幰柴车②。策纪③前卫，杖谌④后趋。所造伊何？高阳之里。维时荀君，闻至而喜。顾谓汝靖⑤，往应⑥于门。七龙⑦矫矫，布席开尊。靖肃而前，翁拜其辱⑧。何误⑨斯晨，得见清穆⑩。命爽⑪行觞，旅馈⑫次陈。献酬交错，礼度情亲。载笑载言，罔非⑬德义。益迈乃猷⑭，以辅斯世。髧髦两稚⑮，亦置膝前。源深本固，莫出匪贤。崇⑯台回极，于以占天。犹曰兹野，德星萃焉⑰。高山景行⑱，好德⑲所同。课忠责孝⑳，独概㉑余衷。

有客诣㉒陈太丘，谈锋㉓甚敏。太丘乃令元方、季方炊饭。太丘问："炊何迟留？"元方长跪，曰："君与客语，乃具窃听。炊忘著

---

① 独：仅仅，唯独。

② 布幰（xiǎn 显）柴车：布幰，布做的车帷幔；柴车，简陋的车。

③ 纪：陈纪，陈寔长子。

④ 谌：陈谌，陈寔第六子。

⑤ 靖：即荀靖。

⑥ 应：策应，迎接。

⑦ 七龙：除荀靖之外的荀淑的 7 个儿子。

⑧ 辱：隆重。

⑨ 误：耽误，耽搁。

⑩ 清穆：清和，清静。

⑪ 爽：即荀爽。

⑫ 馈：饮馔。

⑬ 罔非：无非。

⑭ 益迈乃猷（yóu 由）：迈，远。猷，谋略，计划。

⑮ 髧髦（dàn máo 旦毛）两稚：两个小儿。髧髦，古代幼儿垂在前额的头发；稚，幼儿。

⑯ 崇：高。

⑰ 德星萃焉：喻人才汇聚。《续晋阳秋》："陈仲弓从诸子侄造荀父子，于时德星聚"。

⑱ 高山景行：指崇高的道行。《诗经·小雅》云："高山仰止，景行行止。"高山，比喻高尚的品德；景行，比喻光明正大的行为。

⑲ 好德：崇尚道德。

⑳ 课忠责孝：课，考核。责，求。陆机《文赋》："课虚无以责有"。

㉑ 独概：独，独自，特别。概，关切，系念。

㉒ 诣：拜访。此则引自《世说新语·夙惠第十二》。

㉓ 谈锋：谈话的劲头。

箪①，今皆成糜。"太丘曰："尔颇有所识②否？"二子长跪，俱说，言无遗失。太丘曰："如此，俱成糜③自可，何必饭邪！"

王长豫④为人谨顺，事亲尽色养⑤之孝。丞相⑥见长豫辄喜，敬豫⑦辄嗔。长豫与丞相语，常以谨密为端⑧。观其亲之喜愠⑨，则其子之为人可知矣。悦字长豫，导长子。恬字敬豫，导次子。丞相，导也。

王羲之牵诸子，抱弱孙。一味之甘，割而分之，以娱目前。羲之生七子。羲之又有子。长，凝之，字子直。第二子徽之，字子猷。最幼子献之，字子敬。孙祯之，徽之之子⑩。

后周李迁哲⑪除真州刺史，其本州也。男女六十九人。缘汉十余里，第宅相次。姬媵⑫之有子者，分处其中。迁哲鸣笳⑬导从⑭，往来其间，纵酒欢宴。子孙参见，或忘其年名，披簿以审之。

汉陆贾⑮五男，常乘安车驷马，从歌鼓瑟，侍者十人。约其子

---

① 箪：蒸饭用的竹制盛器。
② 识（zhì 志）：记忆，记住。
③ 糜：粥。
④ 王长豫：王悦，字长豫，王导长子。此则引自《世说新语·德行第一》。
⑤ 色养：和颜悦色地奉养父母。
⑥ 丞相：即王导。东晋初为元帝、明帝、成帝三朝宰辅。
⑦ 敬豫：王恬，字敬豫，王导次子。
⑧ 端：根本。
⑨ 喜愠：喜怒形色。
⑩ 之子：原脱，据《永乐大典》及四库本补。
⑪ 李迁哲：字孝彦，南北朝安康人，世为山南豪族，仕于江东。年少成才，有识度，性慷慨，善谋划。建德二年，进爵安康郡公，建德三年，卒于襄阳，终年 64 岁，赠金州总管，谥号壮武。此则出《古今合璧事类备要前集》卷二十七《亲属门》。
⑫ 姬媵：妾。
⑬ 鸣笳：吹奏笳笛。古代贵官出行，前导鸣笳以启路。
⑭ 导从：古时帝王、贵族、官僚出行时，前驱者称导，后随者称从，因谓之导从。
⑮ 陆贾：汉初楚国人，西汉思想家、政治家、外交家。陆贾早年追随刘邦，因能言善辩常出使诸侯。刘邦和文帝时，两次出使南越，说服赵佗臣服于汉朝，对安定汉初局势做出极大的贡献。吕后时，说和陈平、周勃同力诛吕。著有《新语》等。此则出自《汉书》卷四十三《郦陆朱刘叔孙列传》。

曰：过汝，汝给人马酒食。其往来击鲜之乐，未得如迁哲之子孙众多。

唐郭子仪①诸孙数十人，每群孙问安，不尽辨，颔之而已。此亦可以为盛也。子仪中书令二十四考②，寿八十五。

唐河东节度使柳公绰③，在公卿间最名，有家法。中门东有小斋，自非朝谒之日，每平旦辄出至小斋。诸子仲郢④皆束带晨省于中门之北。公绰决私事，接宾客，与公权及群从弟再会食。自旦至暮，不离小斋。烛至，则命一人子弟执经史，躬读一过讫，乃讲议居官治家之法，或论文或听琴，至人定钟，然后归寝。诸子复昏定于中门之北。凡二十余年，未尝一日变易。公绰、公权、公谅兄弟三人。公器、公度，其从兄弟也。公绰一子四孙：子仲郢，孙璆、珪、璧、玭。公权，字诚悬；子仲宪；孙玭，字直清。公绰，子仲郢，事公权如事公绰。见公权未尝不束带。为京兆尹，出遇公权于通衢⑤，必下马端笏立候，公权过，乃上马。公权莫归，必束带迎候于马首。公权屡以为言仲郢，终不以官达有小改。公绰妻韩氏，相国休之曾孙，家法严肃俭约，为缙绅家楷范，常命粉苦参、黄连、熊胆和为丸，赐诸子。每永夜习学，含之以资勤苦。仲郢以礼律身，居家无事，常端坐拱手；出内斋亦肃容束带；三为大镇⑥，厩无良马，衣不薰香；公退必读书，手不释卷，事事皆可法也。

---

① 郭子仪：华州郑县（今河南省郑州市）人，唐代名将、政治家、军事家。主要成就为平定安史之乱，收复长安、洛阳；击败吐蕃、党项的入侵。此则出自《旧唐书》卷一百二十《列传第七十》。

② 中书令二十四考：指郭子仪任中书令甚久，主持官吏的考绩达24次。

③ 柳公绰：字宽，小字起之，唐朝大臣、书法家，唐代京兆华原人，柳公权之兄。性格庄重严谨，喜交朋友豪杰。聪敏好学，颇有才略。大和六年，柳公绰去世，赠太子太保，谥号成（一作元）。此则引自宋代司马光所撰《家范》。

④ 仲郢（yǐng 影）：即柳仲郢，字谕蒙，柳公绰之子。

⑤ 通衢：四通八达的道路。

⑥ 大镇：重镇，大藩镇。

柳玭曰：崔山南①昆弟子孙之盛，乡族罕比。山南曾祖王母长孙夫人，年高无齿。祖母唐夫人，事姑孝，每旦栉、纵、笄，拜于阶下，即升堂乳其姑。长孙夫人，不粒食数年而康宁。一日疾病，长幼咸萃，宣言无以报新妇，有子有孙，皆得如新妇孝敬，则崔之门安得不昌乎！<small>崔山南昆弟，唐世系博陵。第二房崔颂，八子，世比荀氏八龙。琯，字从律，为山南西道节度。</small>

张苍②，口中无齿，饮乳寿百余岁。秽城有人年一百四十岁，不复能食谷，饮曾孙妇乳。<small>见《南史·梁须萧印传》。</small>

东汉姜诗③，事母至孝，妻奉顺尤笃。母好饮江水，水去舍六七里，妻常溯流而汲。姑嗜鱼鲙，又不能独食。夫妇常力作供鲙，呼邻母共之。舍侧忽有涌泉，味如江水，每旦辄出双鲤鱼，常以供二母之膳。子妇同心竭力，以致其养，不易得也。

节孝徐先生④，事母谨严。非有大故，未尝去其侧。日具太夫人所嗜，或不获，即奔走阛市⑤，若有所亡。人或慕其纯孝，损直以售之。亲戚故人或致甘毳，诚不至，礼不恭，弗受也。所奉馔皆手自调味，太夫人饮食时，先生率家人在左上为儿嬉，或讴歌以说之。故太夫人虽在穷巷，而奉养与富贵家等，无须臾不快也。先生名积，字仲车。自儿童不为嬉戏，寡言笑，庄毅如成人。事母太夫人笃孝，朝夕

---

① 崔山南：名琯，唐代博陵人，官至山南西道节度使，人称"山南"。此则引自元代郭居敬编录的《全相二十四孝诗选集》。

② 张苍：西汉丞相，封北平侯，阳武县富宁集乡张大夫寨村人。张苍校正《九章算术》，制定历法，也是中国历史上主张废除肉刑的一位古代科学家。此则引自《南史·梁须萧印传》。

③ 姜诗：东汉广汉雒县汧乡人，以孝道闻名。此则出自《全相二十四孝诗选集》。

④ 徐先生：即徐积，北宋聋人教官。字仲车，楚州山阳人，著有《节孝集》20卷。此则引自《童蒙训》。

⑤ 阛市：都市，城市。

冠带问起居。一日幞头①晨省，外氏诸妇大笑之。翌日复如是，笑不已。被笑旬日，弥恪②。自是至老不废。《童蒙训》③云：先生因具公裳见贵官。忽自思云：见贵官尚必用公裳，岂有朝夕见母而不具公裳者乎。遂晨夕具公裳，揖其母。先生应举，贡礼部。不忍一日去其亲，遂徒步载母，西入京师，中进士第。同榜第一人许安世④，率同年数十人拜太夫人于堂上，仍以百千为太夫人寿，数往返，先生终拒之。先生年过壮，未娶，或勉之，答曰：娶非其人，必为母病。予非敢忘嗣，固有待也。初从安定胡先生学，潜心力行，不复仕进。其学以至诚为本。积思《六经》，而喜为文词。老而不衰。政和六年，谥节孝处士。

任元受⑤事母尽孝。母老，多疾病，未尝离左右。元受自言：老母有疾，其得疾之由，或以饮食，或以燥湿，或以语话稍多，或以忧喜稍过，尽言皆朝暮候之，无毫发不尽。五脏六腑中事，皆洞见曲折，不待切脉而后知。故用药必效，虽名医不逮也。张魏公⑥作都督，欲辟之入幕。元受力辞曰：尽言方养亲，使得一神丹可以长年，必持以遗母，不以献公也。况能舍母而与公军事邪！魏公太息而许

---

① 幞头：古代一种头巾。古人以皂绢三尺裹发，有四带，二带系脑后垂之，二带反系头上，令曲折附项，故称"四脚"或"折上巾"。

② 恪：庄严。

③ 《童蒙训》：又称《吕氏童蒙训》，共3卷，宋代吕本中撰。吕本中，原名大中，字居仁，世称东莱先生，宋寿州人。吕本中编撰《童蒙训》，是以他的曾祖父吕公著、祖父吕希哲、父亲吕好问为主线。吕本中编写《童蒙训》的宗旨是为了光宗耀祖，使祖宗的德业能流芳千古，并以此勉励自己的后人，书中颂扬的是儒家提倡的正统思想。

④ 许安世：字少张（1040—1084），开封襄邑（今河南睢县）人。宋英宗治平四年丁未科状元，以诗文为欧阳修、王珪等所称重。

⑤ 任元受：宋代医生。字尽言，生平履贯未详，精于医术，事母至孝，亲尝汤药，并由此于医理颇见长进，医名亦噪一时。此则出自陆游《老学庵笔记》卷三。

⑥ 张魏公：即张浚，字德远，世称紫岩先生，汉州绵竹人。南宋名相、抗金名将、民族英雄、学者，西汉留侯张良之后，封魏国公。

之。程明道先生曰：事亲者，不可以不知医。

陆放翁①曰：先公守南都时，有直秘阁张山者，开封人，判留司御史台事，年八十余矣，视听步履饮食悉如少壮。或问何术至此？曰：吾无他术，但顷尝遇异人授一药，服之，数十年未尝一日辍耳。其法：用香附子、姜黄、甘草三物，同末之，沸汤点。晨起空心服三四钱，名降气汤。以为人所以多疾病者，多由气不降，故下虚而上实。此药能导之使归下尔。乡人有效之者，或返致虚弱。盖香附子、姜黄，泻气太甚。而然不知山何以独能取效如此。意其别有它术，特托此药以罔人。及渡江见一武官王昇者，亦七十余矣，康强无病。问何所服药？则与山正同。而后知人之于药，各有所宜，不可强也。

祖光禄②少孤贫，性至孝。常自为母炊爨③作食。王平北闻其佳名，以两婢饷之，因取为中郎。祖讷，字士言，能清言。温峤④荐为光禄大夫。王义，字叔元，为平北将军。

吴隐之⑤，事母孝谨。与太常韩康伯⑥邻居。康伯母，贤明妇人也。谓康伯曰：汝若居铨衡，当举如此辈人。及康伯为吏部，隐之遂

---

① 陆放翁：即陆游，字务观，号放翁，汉族，越州山阴人，尚书右丞陆佃之孙，南宋文学家、史学家、爱国诗人。此则出自宋·徐度《却扫编》。

② 祖光禄：即祖讷，字士言，范阳遒人，官至光禄大夫。西晋时期大臣，此则引自《世说新语·德行第一》。

③ 爨（cuàn 窜）：烧火煮饭。

④ 温峤：字泰真（288—329），一作太真，太原祁县（今属河北省安国市）人，东晋名将。

⑤ 吴隐之：字处默，东晋濮阳鄄城人，三国时期曹魏侍中吴质六世孙，生当东晋后期。曾任中书侍郎、左卫将军、广州刺史等职，官至度支尚书，著名廉吏。此则出自《晋书·吴隐之传》。

⑥ 韩康伯：韩伯，字康伯，颍川长社人，东晋玄学家、训诂学家。韩伯幼年家中贫困，哲学思想以老庄思想为主，长大后清静平和善于思辩，用心于文艺。后举秀才，征召任职皆不就任。晋简文帝在藩镇时，引为谈客，从司徒左西属转任抚军掾、中书郎、散骑常侍、豫章太守，入朝任侍中。后改任丹杨尹、吏部尚书、领军将军。病重后朝廷改任为太常，还未就任便去世，时年49岁。

阶清级①。古人以孝行取人，贤明之妇，亦知此义。

吕侍讲希哲②言：孝子事亲，须事事躬亲，不可委之使令也。尝说：《谷梁》言：天子亲耕，以供粢盛③；王后亲蚕，以供祭服。国非无良农工女也，以为人之所尽事其祖祢，不若以己所自亲者也。此说最尽事亲之道。又说：为人子者，听于无声，视于无形，未尝顷刻离亲也。事亲如天。顷刻离亲，则有时而违天。天不可得而违也。吕侍讲，字原明，申国正献公公著之长子。正献公居家简重寡默，不以事物经心。而申国夫人，性严，有法度。虽甚爱公，然教公事事循蹈规矩。甫十岁，祁寒暑雨，侍立终日。不命之坐，不敢坐也。日必冠带以见长者。平居虽甚热，在父母长者之侧，不得去巾袜、缚裤、衣服。唯谨行步，出入无得入茶肆、酒肆。市井里巷之语，郑卫之音，未尝一经于耳。不正之书、非礼之色，未尝一接于目。内则正献公与申国夫人教训之严；外则焦先生④千之，字伯强化导之笃。故公德器成就，大异众人。公尝言：人生，内无贤父兄；外无严师友，而能有成者少矣。

司马温公⑤曰：凡诸卑幼，事无大小，毋得专行，必咨禀于家长。又曰：凡子受父母之命，必籍记而佩之，时省而速行之，事毕则返命焉。或所命有所不可行者，则和色柔声，具是非利害而白之，待父母之许，然后改之。若不许，苟于事无大害者，亦当曲从。若以父母之命为非而直行己志，虽所执皆是，犹为不顺之子。况未必

---

① 清级：显贵的官位。

② 吕侍讲希哲：即吕希哲，北宋教育家、官员，字原明，学者称其荥阳先生，寿州人，作品有《登单州城楼》《和尧夫打乖吟》《绝句四首》。此则引自《童蒙训》。

③ 粢（zī资）盛：古代盛在祭器内以供祭祀的谷物。

④ 焦先生：即焦千之，字伯强，北宋官员。原籍汝阴椒陂，移居丹徒。焦千之自幼勤奋好学，为人厚道，乐于助贫。年轻时成为地方上博学多才、品德高尚的知名人物。

⑤ 司马温公：即司马光，字君实，号迂叟，陕州夏县涑水乡人，世称涑水先生。北宋政治家、史学家、文学家。此则出自《司马氏居家杂仪》。

是乎。

吴顾恺①，每得父书，常扫洒几案，舒书于上，拜跪读之。每句应诺，阅毕，再拜。得父之书，犹拜跪而读。受父之命，其敬佩而行，当何如耶？

包孝肃拯②，字希仁。始及第③，以亲老侍养不仕宦，且十年。人称其孝。

范忠宣纯仁④，字尧夫。再调官皆不赴。文正公遣之。公曰：纯仁岂可重于禄食而轻去父母邪。虽近，亦不能朝夕在侧。遂终养焉。

二公以事亲为重，以仕进为轻，可法也。

王逢原⑤《思归赋》云：吾父八十，母发亦素。尚尔为吏，夐焉遐路。嗷嗷⑥晨乌，其子反哺。我岂不如，郁其谁素⑦。惟秋之气，慄栗⑧感人。日兴愁思，侧睇⑨江滨。忆为童子，当此凛辰。百果始就，迭进其珍。时则有紫菱长腰、红芡圆实、牛心绿蒂之柿，独包黄肤之栗，青芋连区，乌椑⑩五出。鸭脚受彩乎微核，木瓜镂丹而成

---

① 吴顾恺：此则引自宋代祝穆所撰《古今事文类聚别集》卷二十六《人事部》。

② 包孝肃拯：即包拯，字希仁，庐州合肥人。北宋名臣，孝肃是其谥号。

③ 及第：科举应试中选。

④ 范忠宣纯仁：范纯仁，字尧夫，谥忠宣，北宋大臣，人称"布衣宰相"，参知政事，范仲淹次子。建中靖国年间去世，追赠开府仪同三司，谥号忠宣。著有《范忠宣公集》。

⑤ 王逢原：王令，字逢原，初字钟美，原籍元城。他一生不求仕进，以教授生徒为业，王安石对他极为赏识。

⑥ 嗷嗷：叫呼声，叫喊声。

⑦ 素：四库本作"诉"。

⑧ 慄栗：犹凛冽，寒气袭人貌。

⑨ 睇：斜视，流盼。

⑩ 乌椑：柿树的一种，其实色青黑。

质。青乳之梨，颒①壶之橘。蜂蛹淹醝②，榠楂③渍蜜。膳羞则有鹪
鶄④、野雁、泽凫、鸣鹑。清江之膏蟹，寒水之鲜鳞，冒以紫姜，杂
以荽首，觞浮萸⑤菊，俎荐菁⑥韭，坐溪山之松篁⑦，扫门前之桐柳。
僮仆不哗，图书左右。或静默以终日，或欢言以对友。信吾亲之所
乐，安闾里其滋久。切切余怀，欲辞印绶。固非效渊明之褊心⑧，耻
折腰于五斗。

潘岳⑨《闲居赋》云：太夫人在堂，览止足⑩之分，无浮云之志。
筑室种木，逍遥自得。池沼足以渔钓，春税足以代耕。灌园鬻蔬，供
朝夕之膳。牧羊酤酪⑪，俟伏腊⑫之资。凛秋暑退，熙春寒往。微雨
新晴，六合清朗。太夫人御板舆，升轻轩，远览王畿，近周家园，席
长筵，列子孙；柳垂阴，车结轨；或宴于林，或禊于汜⑬。昆弟斑
白，儿童稚齿。称万寿以献觞，或一惧而一喜。寿觞举，慈颜和。浮
杯乐饮，丝竹骈罗⑭。顿足起舞，抗音高歌。人生安乐，孰知其他。

王潘二赋，仕宦而志于事亲者，良可讽味。

---

① 颒：颜色变红。
② 醝（cuó 痤）：盐的别名。
③ 榠楂：果木名。落叶乔木，果实亦名榠楂，味涩，可入药。
④ 鹪鶄（jiāo jīng 交晶）：即池鹭。
⑤ 萸：茱萸。
⑥ 菁：韭菜的花。
⑦ 松篁：松与竹。
⑧ 褊（biǎn 扁）心：心胸狭窄。
⑨ 潘岳：即潘安，字安仁，河南中牟人，西晋著名文学家、政治家。与石崇、陆机、
刘琨、左思并为"贾谧二十四友"，潘安为首。潘安被誉为"古代第一美男"。
⑩ 止足：谓凡事知止知足，不要贪得无厌。
⑪ 酤酪：用马、牛、羊等的乳汁制成的酒。
⑫ 伏腊：古代两种祭祀的名称。"伏"在夏季伏日，"腊"在农历十二月。
⑬ 禊（xì 细）于汜：古人被除不祥之祭，常在春秋二季于水滨举行。农历三月上巳行春
禊，七月十四日行秋禊。禊，祭名；汜，水边。
⑭ 骈罗：骈比罗列。

　　黄山谷①手书云：王铉稚川，元丰②初，调官京师，寓家鼎州③，亲年九十余矣。尚阅贵人家歌舞，醉归，书其旅邸壁间云：雁外无书为客久，蛩④边有梦到家多。画堂玉佩紫云响，不及桃源《欸乃歌》⑤。余访稚川于邸中而和之，诗曰：五更归梦常苦短，一寸客愁无奈多。慈母每占乌鹊喜，家人应赋《爰㡾歌》⑥。身如病鹤翅翎短，心似乱丝头绪多。此曲朱门歌不得，湖南湖北《竹枝歌》。王稚川既得官都下，有所盼，忘归。余戏作林夫人《欸乃歌》二章与之。《竹枝歌》本出三巴，其流在湖湘耳。《欸乃》，湖南歌也。诗曰：花上盈盈人不归，枣下纂纂⑦实已垂，腊雪在时听马嘶，长安城中花片飞。从师学道鱼千里，盖世成功黍一炊。日月倚门人不见，看尽林乌返哺儿。四诗之作，可谓尽朋友责善之义。山谷至孝，奉母安康君，至为亲涤虎子，未尝顷刻不供子职。故锡类之意，力劝稚川以归侍云。

　　明道⑧、伊川⑨二先生之母夫人侯氏，事舅姑以孝谨称，与太中公垧相待如宾客。公赖其内助，礼敬尤至。而夫人谦顺自牧。虽小事

------

　　① 黄山谷：即黄庭坚，字鲁直，号山谷道人，晚号涪翁，洪州分宁人，北宋著名文学家、书法家，为盛极一时的江西诗派开山之祖。著有《山谷词》，且黄庭坚书法亦能独树一帜，为"宋四家"之一。此则出自《山谷年谱·别集》。

　　② 元丰：宋神宗赵顼年号（1078—1085）。

　　③ 鼎州：古地名，治所在武陵（今湖南省常德市），辖境相当今湖南常德、汉寿、沅江、桃源等县地。

　　④ 蛩（qióng 穷）：蟋蟀的别名。

　　⑤ 桃源《欸乃歌》：指王铉家乡的民歌。

　　⑥ 《爰㡾（yǎn yí 演移）歌》：古琴曲名。相传百里奚在楚为人牧牛，秦缪公闻其贤，以五羊之皮赎之，擢为秦相。其故妻为佣于相府，堂上作乐，妇自言知音，因援琴抚弦而歌曰："百里奚，五羊皮。忆别时，烹伏雌，炊爰㡾；今日富贵忘我为！"见《乐府解题》引汉应劭《风俗通》。

　　⑦ 纂纂：集聚貌。

　　⑧ 明道：即程颢，字伯淳，北宋理学家。受学于周敦颐，世称明道先生。此则出自元代张光祖《言行龟鉴》。

　　⑨ 伊川：即程颐，字正叔，北宋洛阳伊川人，人称伊川先生，程颢之弟。北宋理学家和教育家。

未尝专，必禀而后行。

伊川曰：先夫人侯氏，七八岁诵古诗曰：女子不夜出，夜出秉明烛。自是日暮则不复出房阁。既长，好文而不为辞章。见世之妇女以文章笔札传于人者，则深以为非。

杨诚斋①夫人罗氏，年七十余。每寒月，黎明即起，诣厨躬作粥一釜，遍享奴婢，然后使之服役。其子东山先生启曰：天寒何自苦如此？夫人曰：奴婢亦人子也。清晨寒冷须使其腹中略有火气，乃堪服役耳。东山曰：夫人老，且贱事何倒行而逆施乎！夫人曰：我自乐此，不知寒也。汝为此言，必不能如吾矣！

东山守吴兴，夫人于郡圃种纻②，躬缉织以为衣，时年八十余矣。东山月俸，分以奉母。夫人忽小疾，既愈，出所积券曰：此长物也。今宜悉以谢医，则吾无事矣。平居，首饰止于银，衣止于绸③绢。生四子三女，悉自乳。曰：饥人之子以哺吾子，是诚何心哉！其家采椽土阶④，如田舍翁，三世无增饰。史良叔守卢陵，官满来访，入其门，升其堂，目之所见，无非可敬可仰，可师可法者，所得多矣。因命画工，图之而去。

诚斋、东山，清介绝俗，固皆得之天资；而妇道母仪所助者，亦多矣。《左传》：文伯之母老而犹绩。文伯曰：以歜⑤之家而主犹绩

---

① 杨诚斋：即杨万里，字廷秀，号诚斋。吉州吉水人。南宋大臣，著名文学家、爱国诗人，与陆游、尤袤、范成大并称"南宋四大家"。因宋光宗曾为其亲书"诚斋"二字，故学者称其为"诚斋先生"。开禧二年，杨万里病逝，年八十。获赠光禄大夫，谥号"文节"。杨万里一生作诗两万多首，传世作品有4200首，被誉为一代诗宗。此则见于宋代罗大经《鹤林玉露》。

② 纻(zhù 注)：苎麻。

③ 绸(chóu 绸)：粗绸。

④ 采椽土阶：采椽，以柞木做屋椽。相传上古帝王宫室以此构建，后作为俭约的典实。土阶，土台阶，指居室简陋。

⑤ 歜：盛气怒貌。

乎。母曰：王后亲织玄紞①；公侯之夫人加以纮綖②；卿之内子为大带；命妇成祭服；列士之妻，加之以朝服；自庶士以下皆衣。其夫社而赋事，烝而献功。男女效绩，愆则有辟，古之制也。罗鹤林大经云：观诚斋夫人，乃知古今未尝无列女，未尝无贤母。

籍溪胡氏《宗系记序》云：吾家自上世以来，事亲从兄，多以孝悌闻。曾祖十四公有二兄，虽已异居，每事必先咨长兄，次咨仲兄。二兄许取而后取，二兄许行而后行。曾祖妣余太君感末疾，十年不离床席，饮食起居，梳沐、盥漱、便圊，皆须人抱负扶掖。子孙妇女左右奉事，惟惧渐不如其意。祖妣章太君，妣余氏，叔祖妣吴令人，更互直侍，衣不解带，目不交睫，朝夕匪懈。余太君常慰劳之曰：吾无以报汝等。天当以祐汝等。吴令人果膺福庆，是生文定公③，登巍科④，历显任。其立朝，正色直言，无所假借。所以纳忠君父之意，虽死不忘。宪昔侍文定，居漳滨十五年，见其躬事二亲，可谓尽之矣。奋由白屋⑤，二亲安乐，享禄养者二十年，皆生受官邑之封。此人间所稀有。令人慈母也，通诗书，达义理，愉颜柔色以事之，不足以为难。中大公严毅豪勇，不可少犯。文定所以事之者，未始徇其意。每每以正道开说，中大久而益亲信之。有晚生儿女三人。初以为虑。文定视之如一，嫁幼妹与己女，装遣奁具无少异。中大临终，以二荆授文定曰：二弟若不才，为汝之羞，可严教之。文定泣对曰：誓

---

① 玄紞（dǎn 胆）：古代礼冠上系塞耳玉的丝带。

② 纮綖（hóng yán 宏延）：古代冠冕上装饰的绳带。《国语·鲁语下》载公父文伯劝其母勿绩，其母教训文伯应勤职不息，并谓"王后亲织玄紞，公侯之夫人加之以纮、綖……男女效绩，愆则有辟，古之制也"。后因以"纮綖"为贵显人家妇女具有勤俭美德的典故。

③ 文定公：胡安国，又名胡迪，字康候，号青山，谥号文定，学者称武夷先生，后世称胡文定公。建宁崇安人，北宋学者。

④ 巍科：犹高第。古代称科举考试名次在前者。

⑤ 白屋：指不施彩色、露出本材的房屋。一说，指以白茅覆盖的房屋，为古代平民所居。亦指平民或寒士。

不忍挞之。其后，循循然诱以学术，迪以道义，立之①婚宦，皆克有成立，至使一家烝烝，虽妇女儿童，咸知恭顺之道。实由文定躬行之化所及也。孔子曰：人之行莫大于孝②。有子曰：孝悌也者，其为仁之本欤③。后代子孙，当务勉行孝悌，以无忝所生。庶几门风益振，家声不坠，岂不善哉！胡文定公，安国，字康侯，仕至给事中。二弟：长，安止，仕至郡倅；次，安老，仕至知州。三子：长致堂寅，字明仲；仲五峰宏，字仁仲；季宁籍溪宪，字原仲，仕至秘书省正字。西园大壮字季履，五峰第三子。

元魏杨播④，家世纯厚，并敦义让。昆季相事，有如父子，椿、津恭谦兄弟，旦则聚于厅堂，终日相对，未曾入内。有一美味，不集不食。厅堂间，往往帏幔隔障，为寝息之所，时就休偃⑤，还共谈笑。椿年老，曾他处醉归，津扶持还至。假寝阁前，承候安否。椿、津年过六十，并登台鼎⑥，而津常旦暮参问，子侄罗列阶下。椿不命坐，津不敢坐。椿每近出或日斜不至，津不先饭。椿还，然后共食。食则津亲授匙箸，味皆先尝。椿命食，然后食。津为肆州，椿在京宅。每有四时嘉味，辄因使次附之。若或未寄，不先入口。一家之内，男女百口，缌服同爨⑦，庭无间言。杨播，字延庆，事元魏孝文帝为平东将军。椿，字延寿，位至司徒。津，字罗汉，为司空。椿、津俱事明太后。椿尝戒子孙云：吾兄弟在家，必同盘而食。若有近行不至，必待其还，亦有过中

---

① 之：四库本作"身"。
② 孔子……孝：出自《孝经·圣治章第九》。
③ 有子……本欤：出自《论语·学而》。
④ 杨播：字元休，改字延庆，恒农华阴人，南北朝时期北魏官员、将领。少时仪表不凡，奉养双亲竭尽礼度。初为中散大夫，历任给事中、龙骧将军、员外常侍、卫尉少卿、太府卿，初为侍中、华州刺史等，借占老百姓的田地，遭御史王基弹劾，削除官爵。延昌二年卒。熙平年间，追赠镇西将军、雍州刺史，并复爵位，谥号为壮。此则见于《魏书》卷五十八《列传第六十四》。
⑤ 休偃：犹休息。
⑥ 台鼎：古称三公为台鼎，如星之有三台，鼎之有三足。此泛指高官。
⑦ 缌服同爨：谓家人在一起吃饭，和睦共处。缌服：即缌麻服，多指关系较远的族亲。

不食，忍饥相待。吾兄弟八人，今存者三，不忍别食也。闻汝兄弟，时有别斋独食者，又不如吾一世也。又云：仕魏以来，高祖而下，七郡守，三十二刺史。内外显仕少比。

司马温公与其兄伯康，友爱尤笃，伯康年将八十，公奉之如严父，保之如婴儿。每食少顷，则问曰：得无饥乎？天少冷，则拊①其背曰：衣得无薄乎？

范忠宣②知襄城县，承事伯兄，照管汤药、饮食、居处、衣服，必躬必亲，如孝子之事严父。事亲从兄，仁义之实，爱敬之理。与生俱生。仁之至，义之尽也。

温公耆英真率③会约：序齿④不序官。为具务简素。朝夕食，各不过五味。菜果脯醢⑤之类，各不过三十器。酒巡无算，深浅自斟；主人不劝，客亦不辞。逐巡无下酒时，作菜羹不禁。召客共用一简。客注可否于字下，不别作简。或因事分简者，听会日早赴，不待促。违约者，每事罚一巨觥。

公自序其诗云：作真率会，伯康与君从⑥七十八岁，安之⑦七十

---

① 拊：抚摩。此则见于《言行龟鉴》。

② 范忠宣：此则见于《言行龟鉴》。

③ 温公耆英真率：宋神宗熙宁元丰年间，西京洛阳集结了一大批因反对变法而闲居的耆宿老臣，他们结成了相对稳定的交游群体，其中的士人领袖当推太尉判河南府兼西京留守潞国公文彦博、守司徒开府仪同三司致仕韩国公富弼、端明殿学士兼翰林侍读学士判西京留台太中大夫司马光。其中标志性的交游事件则为元丰五年（1082）文彦博发起的耆英会、同甲会，以及元丰六年（1083）司马光发起的真率会。它们皆是不同主题下的宴饮聚会，"耆英"强调与会者的年龄、官爵之高，"同甲"即是同龄之意，"真率"则意味着朴素的饮食、简便的礼节和坦率的心情。它们属于宋初以来士大夫仿慕白居易洛阳九老会的怡老聚会系列，秉承着洛阳"尚齿不尚官"的旧俗。其中耆英会、真率会最为著名，后者更为一时之盛。当时真率会的参与者除了司马光之外，尚包括文彦博、司马旦、席汝言、王尚恭、楚建中、王慎言、宋道、范纯仁、鲜于侁、祖无择等人。

④ 序齿：按年龄长幼排定先后次序。

⑤ 醢：肉酱。

⑥ 君从：席汝言，字君从，宋人，官终尚书司封郎中。

⑦ 安之：王尚恭，字安之，河南人。宋仁宗景祐元年进士，官至朝议大夫。

七岁，正叔①七十四岁，不疑②七十三岁，叔达七十岁，光六十五岁。合五百一十岁。口号成诗，用安之前韵。伯康，温公之兄。君从，席汝言。安之，王尚恭。正叔，楚建中。不疑，王谨言。七人五百有余岁，同醉花前今古稀。走马斗鸡非我事，纻衣丝发且相辉。经春无事③连翩醉，彼此往来能几家。切莫辞斟十分酒，尽从他笑满头花。

南阳刘骥之④为相，冲⑤长史。冲尝至骥之家。骥之方条桑，谓冲：使君既枉驾，宜先诣家君。冲诣其父。父命乃还，拂短褐与冲言。父使骥之自持浊酒菹菜供宾。冲敕人代之。父辞曰：若使官人，则非野人意也。德星之聚，慈明行酒，六龙下食。

宋胡侍讲瑗⑥，治家甚严。闺门整肃，尤谨内外之分。诸子常侍立左右，宾至则供亿⑦茶汤，待客不用使令，而以子弟，礼度娴雅。杜子美诗亦有"问答未及己，儿女罗酒浆"之句。

横渠先生⑧曰：若亲之故旧所喜，当极力招致。宾客之奉，当极力营办。务以悦亲，不可计家之有无。然又须使之不知其勉强劳苦。苟使见其为而不易，则亦不安矣。

---

① 正叔：楚建中，字叔正，洛阳人，宋代大臣。
② 不疑：王谨言，字不疑，宋代大臣。
③ 事：原脱，据四库本补。此诗出自《温国文正司马公文集》。
④ 刘骥之：即刘子骥，晋代河南南阳人。传说刘子骥是陶渊明的一个远房亲戚，两人志趣相投，经常结伴游山玩水。此则出自《世说新语·栖逸第十八》。
⑤ 冲：即桓冲（328—384），东晋名将，字幼子，谯国龙亢（今安徽怀远）人，大司马桓温之弟。历中军将军、都督江扬豫州军事、车骑将军等职。
⑥ 胡侍讲瑗：即胡瑗，字翼之，北宋学者。理学先驱、思想家和教育家。因世居陕西路安定堡，世称安定先生。庆历二年至嘉祐元年历任太子中舍、光禄寺丞、天章阁侍讲等。此则出自元代胡炳文所撰《纯正蒙求》。
⑦ 供亿：按需要而供给。
⑧ 横渠先生：即张载，字子厚，凤翔郿县（今陕西省宝鸡市眉县）横渠镇人，北宋思想家、教育家、理学创始人之一。世称横渠先生，尊称张子，封先贤，奉祀孔庙西庑第38位。其"为天地立心，为生民立命，为往圣继绝学，为万世开太平"的名言被当代哲学家冯友兰称作"横渠四句"。张载与周敦颐、邵雍、程颐、程颢合称"北宋五子"，有《正蒙》《横渠易说》等著述留世。此则出自《近思录》。

唐，张士严，父病，药须鲤鱼。冬月冰合，有獭衔鱼至前，得以供父。父遂愈。宋，查道，字湛然，歙州人。母病，思鳜鱼羹。方冬苦寒，道泣祝于河，凿冰脱巾以取之，得鳜尺许，以馈母，疾寻愈。孝感之事，无世无之。孟宗得笋之事尤奇。陈遗之铛①底饭，蔡顺之异器椹，尤于患难中得力。真西山参政，性笃孝，为母吴夫人祈福，词云：天下之乐，莫如以禄之及亲。人子之情，尤欲其亲之难老。母疾愈，醮谢。词云：莫亲乎母，实为命以相依。盖高者天，惟尽诚而可动。愿损臣身之算，以延母氏之龄。炉薰之烬未销，囊药之功已应。孝行之简在帝心若此，为人子者，可不敬诸。

应璩②《古乐府》云：昔有行道人，陌③上见三叟。年各百余岁，相与锄禾莠④。住车问三叟：何以得此寿？上叟前置辞：量腹节所受。中叟前置辞：室内妪粗丑。下叟前置辞：暮卧不覆首。要哉三叟言，所以能长久。晦翁⑤《语录》或云：俗语夜饭减一口，活得九十九。先生曰：此出《古乐府·三叟诗》。

唐，柳公度⑥，年八十，有强力。人问其术，对曰：吾平生未尝以脾胃熟生物，暖冷物；不以元气佐喜怒耳此下十数条述老人所以观颐自养者。

---

① 铛：古代的锅。有耳和足，用于烧煮饭食等，以金属或陶瓷制成。此则出自《全相二十四孝诗选集》。

② 应璩：字休琏。三国时曹魏文学家。汝南南顿人。博学好作文，善于书记。应璩原有集10卷，已散佚。明代张溥辑其诗、文共10余篇，与应休作品合为《应德琏、应休琏集》，入《汉魏六朝百三家集》中。

③ 陌：田间东西或南北向的小路，亦泛指田间小路。

④ 莠：田间常见杂草，生禾粟下，似禾非禾，秀而不实。因其穗形像狗尾草，故俗名狗尾草。

⑤ 晦翁：即朱熹，字元晦，又字仲晦，号晦庵，晚称晦翁。

⑥ 柳公度：柳公绰之堂兄弟，善摄生。此则出自宋代马永卿《懒真子》。

富郑公①，年八十，书座右云：守口如瓶，防意如城。

张廷老②，名珙，年七十余，步趋拜起健甚。自言：夙兴③必拜数十。老人气血多滞，拜则支体屈伸，气血流畅，可终身无手足之疾。

唐仲俊④，年八十五六，极康宁⑤。自言：少时，因读《千字文》有所悟，谓"心动神疲"四字也。平生遇事，未尝动心，故老而不衰。

太医孙君昉，字景初，自号四休居士。山谷问其说，四休笑曰：粗茶淡饭饱即休，补破遮寒暖即休，三平二满过即休，不贪不妒老即休。山谷曰：此安乐法也。夫少欲者不伐之家也，知足者极乐之国也。四休家有三亩园，花木郁郁。客来煮茗，谈上都贵游人间可喜事，或茗寒酒冷，宾主皆忘。其居与余相望，暇则步草径相寻，故作小诗，遗家僮歌之，以侑⑥酒茗。诗曰：太医诊得人间病，安乐延年万事休。又曰：无求不着看人面，有酒可以留人嬉。欲知四休安乐法，听取山谷老人诗。

山谷四印云：我提养生之四印，君家所有更赠君。百战百胜不如一忍，万言万当不如一默。无可简择眼界平，不藏秋毫心地直。我肱三折得此医，自觉两踵生光辉。团蒲日静鸟吟时，炉薰一炷试观之。四休四印，老、少、富、贫，普同受用。

东坡云：旧说南阳有菊水，水甘而芳，居民三十余家，饮其水皆寿，或至百二三十岁。蜀青城山老人村，有见五世孙者，道极险远，

---

① 富郑公：字彦国，洛阳人。宋天圣八年以茂才异等科及第，富弼历知县、签书河阳节度判官厅公事、通判绛州、郓州，召为开封府推官、知谏。此则出自宋代赵善璙《自警编》卷二《操修类》。

② 张廷老：张珙，唐安江原人。此则出自《老学庵笔记》。

③ 夙兴：早起。

④ 唐仲俊：陆游妻子唐婉之父。此则出自《老学庵笔记》。

⑤ 康宁：健康。

⑥ 侑（yòu 右）：劝。此段见于宋代黄庭坚《四休居士诗》序。

生不识盐醯①，而溪中多枸杞，根如龙蛇，饮其水故寿。

道人中，往往多有耆寿②者。陆放翁云：青城山上官道人。此人也，巢居，食松面，年九十矣。人有谒之者，但粲然一笑。有所请问，则托言病聩③，一语不肯答。予尝见之于丈人观道院，忽自语养生曰：为国家致太平与长生不死，皆非常人所能。且当守国使不乱，以待奇才之出。卫生使不夭，以须异人之至。不乱不夭，皆不待异术，惟谨而已。予大喜，从而叩之，则已复言聩矣。

放翁又云：老叶道人，龙舒人，不食五味，年八十七八，平生未尝有疾。居会稽舜山，天将寒，必增屋瓦，补墙壁使极完固，下帷设廉④，多储薪炭，杜门终日，及春乃出。对客庄敬，不肯多语。予每访之，殊无它语。一日默作意，欲叩其所得。才入门，即引入卧内，烧香，具道其遇师本末，若先知者，亦异矣夫！

盱江，有日峰邱道人，号河南子，年九十余，皓发朱颜。冬夏一单衣，雨雪不张盖。叔祖西岩寺丞，招之来泰宁，留十余载。携一道篮，系一小牌子，上书诗四句云：老迟因性慢，无病为心宽。红杏难禁雨，青松耐岁寒。常跣足⑤卖卜于市，得钱则散与小儿，儿争拾之。黄玉窗与二三友扣问功名，皆笑而不言，独指玉窗云：子寿高。尝问养生之术，但指小牌子上诗四句视焉。今历五十余年，信知其言之有味也。

《太乙真人七禁文》其六曰：美饮食，养胃气。彭鹤林耜云：夫脾为脏，胃为腑。脾胃二气，互相表里。胃为水谷之海，主受水谷。脾为中央，磨而消之，化为血气，以滋养一身，灌溉五脏。故修生之

---

① 醯：醋。
② 耆寿：高寿。此则出自《老学庵笔记》。
③ 聩：耳聋。
④ 廉：边角。此则出自《老学庵笔记》。
⑤ 跣足：赤脚，光着脚。

士，不可以不美其饮食。所谓美者，非水陆毕备、异品珍羞之谓也。要在乎生冷勿食，尘硬勿食；勿强食，勿强饮，先饥而食，食不过饱；先渴而饮，饮不过多。以至孔氏所谓"食馑而餲①，鱼馁②而肉败，不食"等语。凡此数端，皆损胃气，非帷致疾，亦乃伤生。欲希长年，此宜深戒。而亦养老奉亲与观颐自养者之所当知也。

黄山谷云：烂蒸同洲羔，灌以杏酪。食之以匕不以箸。南都拨心面作槐芽温淘糁③，以襄邑抹猪；炊共城香稻，荐以蒸子鹅；吴兴庖人，斫松江鲈鲙；继以庐山康王谷水，烹曾坑斗品。少焉，解衣仰卧，使人诵东坡赤壁前后赋，亦足以一笑也。此虽山谷之寓言，然想像其食味之美，安得聚之以奉老人旨甘？

东坡《老饕赋》④云：庖丁⑤鼓刀，易牙⑥烹熬。水欲新而釜欲洁，火恶陈而薪恶劳。九蒸暴而日燥，百上下而汤鏖⑦尝项上之一脔，嚼霜前之两螯⑧。烂樱珠之煎蜜，瀹杏酪之蒸羔⑨。蛤半熟以含酒，蟹微生而带糟。盖聚物之夭美，以养吾之老饕。婉彼姬姜⑩，颜如李桃。弹湘妃之玉瑟，鼓帝子之云璈⑪。命仙人之萼绿华⑫，舞古曲之

---

① 食馑而餲(ài 爱)：食物经久而腐臭变味。

② 鱼馁：指鱼类腐烂。出自《论语·乡党篇》。

③ 糁：以米和羹。

④ 《老饕赋》：此文选自《苏文忠公全集》。饕，饕餮，此指贪食者。

⑤ 庖丁：名字为"丁"的厨师，后泛指厨师。《庄子·养生主》曰："庖丁为文惠君解牛。"

⑥ 易牙：春秋时齐桓公宠臣，长于调味，善逢迎，传说曾烹其子为羹以献桓公。

⑦ 鏖：长久煎煮，烧炼。

⑧ 螯：螃蟹的变形的第一对脚。

⑨ 烂樱珠之煎蜜，瀹杏酪之蒸羔：樱珠，小颗樱桃。瀹，大水沸涌貌。

⑩ 姬姜：古代对妇女的美称。春秋时，姬为周姓，姜为齐国之姓，故以"姬姜"为大国之女的代称。

⑪ 弹湘妃之玉瑟，鼓帝子之云璈：湘妃，舜二妃娥皇、女英。相传二妃没于湘水，遂为湘水之神。帝子，指娥皇、女英。云璈，即云锣。打击乐器。

⑫ 萼绿华：仙女的名字，相传是九嶷山中得道的女仙。

郁轮袍①。引南海之玻璃，酌凉州之蒲萄。愿先生之耆寿，分余沥于两髦②。候红潮于玉颊，惊暖响于檀槽③。忽累珠之妙曲④，抽独茧之长缲。闵手倦而少休，疑吻燥而当膏。倒一缸之雪乳，列百柁⑤之琼艘。各眼湘于秋水，咸骨醉于春醪⑥。美人告去，已而云散，先生方兀然而禅逃。响松风于蟹眼，浮雪花于兔毫。先生一笑而起，渺海阔而天高。

《苕溪渔隐》⑦曰：东坡于饮食，作诗赋以写之，往往皆臻其妙。如《老饕赋》《豆粥诗》是也。《豆粥诗》云：江头千顷雪色芦，茅檐出没晨烟孤。地碓⑧春粳光似玉，沙瓶煮豆软如酥。我老此身无着处，卖书来问东家住。卧听鸡鸣粥熟时，蓬头曳履君家去。又《寒具诗》云：纤手搓来玉数寻，碧油煎出嫩黄深。夜来春睡无轻重，压扁佳人缠臂金。寒具，乃捻头也，出刘禹锡《佳话》。过子忽出新意，以山芋作玉糁羹，色香味皆奇绝，天酥陀则不可知，人间决无此味也。诗云：香似龙涎仍酽白⑨，味如牛乳更全清。莫将北海金齑⑩鲙，轻比东坡玉糁羹。诚斋《菜羹诗》亦云：云子香抄玉色鲜，菜羹新煮翠茸纤。人间脍炙无此味，天上酥陀恐尔甜。

---

① 郁轮袍：琵琶曲名，相传是唐朝诗人王维所作。
② 余沥于两髦：余沥，剩酒。髦，古代称幼儿垂在额前的短头发。
③ 檀槽：檀木制成的琵琶、琴等弦乐器上架弦的槽格。亦指琵琶等乐器。
④ 曲，明代茅维本《苏文忠公全集》作"唱"。缲，抽丝。
⑤ 柁：即舵。
⑥ 各眼湘于秋水，咸骨醉于春醪：湘，水浮动貌。醉，原作"碎"，据茅维本《苏文忠公全集》改。
⑦ 《苕溪渔隐》：即《苕溪渔隐丛话》，南宋中国诗话集。胡仔编撰，前集60卷，后集40卷，共100卷。
⑧ 地碓（duì 对）：即碓，春米用具。
⑨ 酽白：纯白。
⑩ 金齑：指切成细末的精美食物。

宋太宗命苏易简①讲《文中子》②，有杨素遗子《食经》羹藜含糗之说。上因问：食品何物最珍？对曰：物无定味，适口者珍。臣止知齑汁为美。臣忆一夕寒甚，拥炉痛饮，夜半吻燥。中庭月明，残雪中覆一齑盂，连咀数根。臣此时，自谓上界仙厨，鸾脯凤胎，殆恐不及。屡欲作《冰壶先生传》纪其事，因循未果也。上笑而然之。唐刘晏③五鼓入朝，时寒，中路见卖蒸胡处，热气腾辉。使人买，以袍袖包裙褐底啖，谓同列曰：美不可言。此亦"物无定味，适口者珍"之意也。

倪正父思④云：鲁直作《食时五观》⑤，其言深切，可谓知惭愧者矣。余尝入一佛寺，见僧持戒者，每食先淡吃三口：第一，以知饭之正味。人食多以五味杂之，未有知正味者。若淡食，则本自甘美，初不假外味也。第二，思衣食之从来。第三，思农夫之艰苦。此则五观中已备其义。每食用此为法，极为简易。且先吃三口，白饭已过半矣。后所食者，虽无羹蔬，亦自可了，处贫之道也。又云：造物劳我以生，逸我以老。少年不勤，是不知劳也；年老奔驰，是不知逸也。天命我逸，而我自劳，可乎？又曰：吾乡有前辈三人：其一，施大任参政，享年九十有四；其一，李季叔参政，享年八十有一；其一，沈持要詹事，今年已八十有二，耳目聪明，步履轻捷，夜书细字。三贤难老，皆以绝欲早，故效验彰彰如此。然则欲求长年者，可不以为

---

① 苏易简：北宋官员。字太简，梓州铜山人。太宗太平兴国五年进士第一，状元。以文章知名，主要作品有《文房四谱》《续翰林志》。

② 《文中子》：隋朝王通所作。王通，字仲淹，号文中子，思想家、教育家。此则引自宋代文莹《玉壶野史》卷五。

③ 刘晏：字士安，曹州南华人。唐代著名经济改革家、理财家，信奉道家。幼年才华横溢，号称神童。《全唐文》《全唐诗》录有其作品。

④ 倪思：字正甫，湖州归安人，宋代学者、官吏。南宋乾道二年进士，中博学宏词科。其博学多才，著有《齐山甲乙稿》《兼山集》《经锄堂杂志》。此段出自《经锄堂杂志》。

⑤ 《食时五观》：即黄庭坚所作《士大夫食时五观》短文，虽三言两语，却表达了自己对饮食生活所取的态度，他认为士君子都应本着这"五观"精神行事。黄庭坚在仕途上屡遭贬谪，《食时五观》写的不仅是饮食，更是生活。

法乎。

倪正父《经锄堂杂志》"述五事"云：静坐第一，观书第二，看山水花木第三，与良朋讲论第四，教子弟第五。"述齐斋十乐"云：读义理书，学法帖字，澄心静坐，益友清淡，小酌半醺，浇花种竹，听琴玩鹤，焚香煎茶，登城观山，寓意弈棋。虽有他乐，吾不易矣。

刘后村①云：外舅林宝章象，晚岁奉祠②。旧庐略缮葺，小圃粗种艺。体中佳时，幅巾短褐，野眺露坐，悠然忘归。二子：公遇、公选，朝夕侍公，跬步不离。家庭讲肄③，偶有会意，公辄喜曰：天下至乐不出闺门之内。公遇兄弟，安隐约习。苦淡耆年。一灯荧然④，语必达旦。至言妙义，不缘师授，亦非言语文字可传。公遇号寒斋，二子：同，字子真；合，字子常。守寒斋孝友之规，子常事兄如父，家政听焉。子真亦极友爱，连床之语至曙⑤，一膳之珍必剖，制行同孝谨，临财同廉让，读书同义趣，作文同机键，奕世传一心，百年如一日。父子兄弟自为师友，世未有如林氏家庭讲肄之乐者也。

鹤林罗大经⑥云：余家深山中，每春夏之交，苍藓盈阶，落花满径。门无剥啄，松影参差，禽声上下。午睡初足，旋汲山泉，拾松枝，煮苦茗，啜之。随意读《周易》《国风》《左氏传》《离骚》《太史公书》，及陶、杜诗、韩、苏文数篇。从容步山径，抚松竹，与麛⑦觳

---

① 刘后村：即刘克庄，初名灼，字潜夫，号后村，福建省莆田市人，南宋豪放派诗人。

② 奉祠：宋代五品以上官员，年老不能任事或退休者多被任为宫观使等官，实无职事，只领俸禄，称为"奉祠"。

③ 讲肄：指讲学。

④ 荧然：烛光微弱之貌。

⑤ 曙：日出之时。

⑥ 罗大经：字景纶，号儒林，又号鹤林，南宋吉州吉水人，宝庆二年进士，著《易解》10卷。取杜甫《赠虞十五司马》诗"爽气金天豁，精淡玉露繁"之意写成笔记《鹤林玉露》一书。

⑦ 麛：幼鹿。

共偃息于长林丰草间。坐弄流泉，漱齿濯足。既归，竹窗下山妻稚子作笋蕨，供麦饭，欣然一饱。弄笔窗间，随大小作数十字，展所藏法帖、墨迹、画卷，纵观之。兴到则吟小诗，或草《玉露》一两段，再烹苦茗一杯，出步溪边，邂逅园翁溪友，问桑麻，说粳稻，量晴校雨，探节数时，相与剧谈一饷归而倚杖柴门之下，则夕阳在山，紫绿万状，变幻顷刻，悦可人目。牛背笛声，两两来归，而月印前溪矣。唐子西①诗云：山静似太古，日长如小年。玩味此句最妙，然识其妙者盖少。彼牵黄臂苍，驰猎于声利之场者，但见滚滚马头尘，匆匆驹隙影耳。人能真知此妙，则东坡所谓：无事此静坐，一日是两日。若活七十年，便是百四十。所得不已多乎！《易》曰：观颐②，观其自养也。康节诗云：老年躯体素温存，安乐窝中别有春。尽道山翁拙于用，也能康济自家身。此自养之旨也。善自养如鹤林，斯可以佚老③矣。

邵康节先生《年老逢春吟》④云：年老逢春雨乍晴，雨晴况复近清明。天低宫殿初长日，风暖园林未啭⑤莺。花似锦时高阁望，草如茵处小车行。东君见赐何多也，又复人间久太平。凡八首。《首尾吟》云：尧夫非是爱吟诗，诗是尧夫喜老时。明着衣冠为士子，高谈仁义作男儿。敢于世上明开眼，肯向人前浪皱眉。六十七年无事客，尧夫非是爱吟诗。凡十一首。《惜芳菲吟》云：绿杨阴里寻芳遍，红杏香中带醉归，末联云：芸樽⑥有酒慈亲乐，犹得阶前戏彩衣。凡四首。《击壤集》

① 唐子西：即唐庚，字子西，人称鲁国先生，眉州丹棱唐河乡人。北宋诗人，宋哲宗绍圣进士，宋徽宗大观中为宗子博士。
② 观颐：观察研究养生之道。
③ 佚老：使老年或老人安乐。
④ 《年老逢春吟》：见于邵雍《伊川击壤集》，《首尾吟》《惜芳菲吟》并同。
⑤ 啭：鸟鸣。
⑥ 芸樽：有云雷纹饰的酒器。

一编，老人怡神悦目，时可吟玩。《无名公传》①，自叙尤详。性喜饮酒，命之曰太和汤。所饮不多，不喜过醉。其诗曰：饮未微酡②，口先吟哦。吟哦不足，遂及浩歌。所寝之室，谓之安乐窝。冬燠夏凉，遇有睡思，则就枕。其诗曰：墙高于肩，室大如斗。布被暖余，藜羹饱后。气吐胸中，充塞宇宙。闻人言人之善，就而和之，又从而喜之。其诗曰：乐见善人，乐闻善事，乐道善言，乐行善意。闻人之善，如佩兰蕙。晚有二子，教之以仁义，授之以六经。家素业儒，口未尝不道儒言，身未尝不道儒行。其诗曰：羲轩③之书，未尝去手。尧舜之谈，未尝离口。当中和天，同乐易友。吟自在诗，饮欢喜酒。百年升平，不为不偶。七十康强，不为不寿。老境从容，善于自养，孰有如康节翁者乎？

吕东莱伯恭④《横山吴氏佚老庵记》云：横山吴君珉，治别室之西偏，榜以佚老。休工归役，斤斧收声，辑杖立于前，闻窃语于阶者曰：棋陇绳畦，坻⑤粟京稼，筹算挂壁，万货四臻。此吾主人翁所以佚其老也。少进至于门，闻行语于途者曰：丰林邃宇，樽俎靖嘉，鸥鹭不惊，风月相答。此吾豪长者所以佚其老也。又进至于郊，闻聚语于塾者曰：培嗣以学，既棥既敷⑥；秩壶以礼，既序既饬⑦。此吾乡丈人所以佚其老也。他日，吴君为予道之。予曰：夫三者之言何如？

---

① 《无名公传》：邵雍自传，收于南宋吕祖谦《皇朝文鉴》。

② 酡（tuó 陀）：饮酒脸红貌。

③ 羲轩：泛指上古圣人。羲，即伏羲，传说中三皇之一；轩，即轩辕，黄帝的名字，传说中的五帝之一。

④ 吕伯恭：吕祖谦，字伯恭，世称"东莱先生"，为与伯祖吕本中相区别，亦有"小东莱先生"之称。婺州人，南宋著名理学家、文学家。著有《东莱集》《历代制度详说》《东莱博议》等，并与朱熹合著《近思录》。《横山吴氏佚老庵记》收于《吕祖谦全集》。

⑤ 坻：高地。

⑥ 既棥既敷：棥，同"茂"。敷，传播，扩展。

⑦ 秩壶以礼，既序既饬：秩，官职。壶，古代滴水计时的器具。饬，谨慎，谨严。

吴君曰：阶得吾粕，途得吾漓①，塾得吾醇。出浸远，吾名吾室义其究于此乎？予曰：未既也。畏峤②登舆，身闲心栗。厌市筑墉③，目静耳喧。君虽善自佚，逾闑④以往，肩颓腹枵⑤者踵相接，岁或不升，衽瘠困惫，呻吟交于大逵⑥。专一室之佚，乐乎哉？君里中望也，盍劝族党，惕劳振乏，已责纾逋⑦，同其美于是乡，则尽横山表里，皆吾佚老庵也。其视尺椽半席，广狭何若？君谢曰：厚矣！子之拓吾境也。顾童奴陷其说于壁间以劝。此记为勉耆英力行好事。敛岁济赈，实积阴功，必有紫府⑧真人延之于上座者。

辛稼轩⑨词寿赵茂中郎中，时以置兼济仓，里中赈济，除直秘阁，《沁园春》云：

甲子相高，亥首曾疑，绛县老人。看长身玉立，鹤般风度，方颐须磔⑩，虎样精神。文烂《卿云》，诗凌鲍谢⑪，笔势骎骎更右军⑫。浑余事，羡仙都梦觉，金阙名存。门前父老欣欣换奎阁⑬，新褒诏语温。记他年帷幄，须依日月，只今剑履，快上星辰。人道阴功，天教

---

① 漓：同"醨"，薄酒。
② 峤：本指高而锐的山，泛指高山或山岭。
③ 墉：城墙。
④ 闑(niè 孽)：古代门中央所竖的短木，代指门。
⑤ 腹枵(xiāo 消)：空腹，饿着肚子。
⑥ 逵：四通八达的道路。
⑦ 惕劳振乏，已责纾逋：惕，珍视。纾，排除。逋，懈怠，稽迟，拖延。
⑧ 紫府：道教称仙人所居。
⑨ 辛稼轩：辛弃疾，原字坦夫，后改字幼安，号稼轩，山东东路济南府历城县（今山东省济南市历城区）人。南宋豪放派词人、将领，有"词中之龙"之称。与苏轼合称"苏辛"，与李清照并称"济南二安"。有《稼轩长短句》等传世。
⑩ 磔：张开。
⑪ 鲍谢：南朝诗人鲍照和谢朓的并称，一说鲍照和谢灵运的并称。
⑫ 右军：即王羲之。王羲之曾任右军将军，后称羲之为"右军"。
⑬ 奎阁：收藏珍贵典籍文物的楼阁。

多寿，看到貂蝉①七叶孙。君家里，是几枝丹桂②，几树灵椿③？

又呈茂中，前章记广济仓事，《满江红》云：

我对君侯，长怪见，两眉阴德。更长梦，玉皇金阙，姓名仙籍。旧岁炊烟浑欲断，被公扶起千人活。算胸中，除却五车书，都无物。溪左右，山南北，花远近，云朝夕。看风流杖履，苍髯如戟，种柳已成陶令④宅，散花更满维摩⑤室。劝人间且住五千年，如金石。

赵龙图自咏《念奴娇》⑥云：

吾今老矣，好归来，了取青山活计。甲子一周余半纪，谙尽人间物理。婚嫁随缘，田园粗给，知足生惭愧。心田安逸，自然绰有余地。还是初度来临，葛巾野服，不减貂蝉贵。门外风波烟浪恶，我已收心无累。弟劝兄酬，儿歌女舞，乐得醺醺醉。满堂一笑，大家百二十岁。

辛稼轩寿人七十《感皇恩》云：

七十古来稀，人人都道：不是阴功怎生到。松姿虽瘦，偏耐云寒霜冷。看君霜鬓底，青青好。楼雪初晴，庭闱嬉笑，一醉何妨玉壶倒。从今康健，不用灵丹仙草。更看一百岁，人难老。

又为婶母王氏庆七十《感皇恩》云：

七十古来稀，未为稀有，须是荣华更长久。满床靴笏⑦，罗列儿孙新妇。精神浑似个，西王母。遥想画堂，两行红袖。妙舞清歌拥前

① 貂蝉：指侍中、常侍之官。亦泛指显贵的大臣。
② 丹桂：比喻子息。
③ 灵椿：比喻年高德劭的人。
④ 陶令：指晋陶潜。陶潜曾任彭泽令，故称。
⑤ 维摩：维摩诘的简称，佛经中人名。《维摩诘经》中说他和释迦牟尼同时代，是毘耶离城中的一位大乘居士。尝以称病为由，向释迦遣来问讯的舍利弗和文殊师利等宣扬教义。为佛典中现身说法、辩才无碍的代表人物。后常用以泛指修大乘佛法的居士。
⑥ 《念奴娇》：宋赵龙图所作，收于《全宋词》。
⑦ 靴笏：靴与笏。古代官员在朝觐或其他正式场合用。

后。大男小女，逐个出来为寿，一个百岁，一杯酒。

《最高楼》诗洪内翰七十云：

金闺老，眉寿正如川。七十且华筵。乐天①诗句香山里，杜陵②酒债曲江边。问何如，歌窈窕，舞婵娟。更十岁，太公方出将；又十岁武公方入相，留盛事看明年。直须腰下添金印，莫教头上欠貂蝉。向人间，长富贵，地行仙。

《鹊桥仙》为人庆八十，席间戏作云：

朱颜晕酒，方瞳点漆，闲傍松边荷杖。不须更展画图看，自是个寿星模样。今朝盛事，一杯深劝，更把新词齐唱。人间八十最风流，长贴在儿儿额上。

又为岳母庆八十云：

八旬庆会，人间盛事，齐劝一杯春酿。胭脂小字③点眉间，犹记得，旧时宫样。彩衣更着，功名富贵，直过太公以上。大家着意记新词，遇着个十年便唱。

《品令》族姑庆八十，来索俳语④：

更休说，便是个住世观音菩萨。甚今年，容貌八十岁，见底道，才十八。莫献寿星香烛，莫祝灵龟椿鹤⑤。只消得，把笔轻轻去，十字上，添一撇。

张于湖孝祥⑥，帅潭洲日，寿黄倅永存母淑人，《木兰花》云：

---

① 乐天：白居易，字乐天。
② 杜陵：杜甫，自号少陵野老。
③ 字：四库本作"事"。
④ 俳语：讲究对偶的骈体文字。
⑤ 灵龟椿鹤：神龟仙鹤。
⑥ 张于湖孝祥：即张孝祥，字安国，别号于湖居士，历阳乌江人。南宋著名词人、书法家。唐代诗人张籍的七世孙。张孝祥善诗文，尤工词，风格宏伟豪放，为"豪放派"代表作家。有《于湖居士文集》《于湖词》等传世。

慈闱①生日，见说今年年九十。戏彩盈门，大底孩儿七个孙，人间盛事。只这一般难得似，愿我双亲，都似君家太淑人②。

曾祖参政文靖公③寿伯母太夫人上官氏《木兰花》词云：

吾家二老，前有高平生癸卯。若到今辰，讵④止荣华九十龄。共惟伯母，九十新年还又五。五五相承，好看重逢乙巳春。

上官氏，朋溪宁国府判梦得，朴庵编修，户部提刑应博之母；高平郡夫人江氏，文靖公之祖母，皆年过九十，吾家二寿母也。

又有《鹧鸪天》二阕云：

九十吾家两寿星，今夫人赛昔夫人。百年转眼新开秩，十月循环小有春十月二十一日生。生日到，转精神，目光如镜步如云。年年长侍华堂宴，子子孙孙孙又孙。

寿母开年九十三，佳辰就养大江南。缇⑤屏晃耀新宁国，绣斧斓斑老朴庵。倾玉斝⑥，擘⑦黄柑。两孙垂绶碧于蓝，便当刊颂崆峒⑧顶，留与千年作美谈。

文靖公在朝日，寿母昌国叶夫人词云：

帝里风光别是天，花如锦绣柳如烟。还逢令节春三二，又庆慈闱岁八千。斟寿斝，列长筵，子孙何以咏高年。各哀千首，西湖什一度，生朝献一篇。

《任静江经略安抚日元夕奉亲出郊》词云：

① 慈闱：母亲的代称。
② 淑人：古命妇封号。
③ 曾祖参政文靖公：即邹应龙，又作应隆，字景初，泰宁城关水南街人，南宋官员。端明殿大学士，签书枢密院事、参知政事。其词收于《全宋词》中。
④ 讵：副词，表示否定。相当于"无""非""不"。
⑤ 缇：浅绛色。
⑥ 玉斝(jiǎ 甲)：玉制的酒器。
⑦ 擘：分开，剖裂。
⑧ 崆峒：山高峻貌。

彩结轻车五马随，倾城争出看花枝。笙歌十里岩前去，灯火千门月下归。莲炬引，老莱衣，蛾眉无数卷帘窥。谁知万里逢灯夕，却胜寻常三五时。

《寿母词》云：

满二望三时，_{中春三十日生}。春景方明媚。又见蟠桃结子，来王母，初筵启。无数桂林山，不尽漓江水，总入今朝祝寿杯，永保千千岁。

朴庵编修户部，知平江府日，寿母上官太夫人《感皇恩》云：

觅得个州儿，稍供彩戏。多谢天公为排备，一轮明月，酝作清廉滋味，倾入寿杯里，何妨醉。我有禄书呈母，年万计。八十三，那里暨，便和儿算，恰一百四十地。这九千余岁长随侍。

《鹧鸪天》云：

天遣丰年祝母龄，人人安业即安亲。探支十日新阳福，来献千秋古佛身。儿捧盏，妇倾瓶，更欣筵上有嘉宾。紫驼①出釜双台馈②，玉节升堂两使星。

家居日，《鹧鸪天》寿词云：

诸佛林中女寿星，千祥百福产心田。喜归王母初生地，满劝麻姑③不老泉。吾梦佛，半千员，一年一佛护庭萱④。数过九十从头数，四百余零一十年。

序云：十月二十一日，吾母太淑人生日也。今年九十，仰荷乾坤垂佑，赐以福寿康宁。愿益加景覆，令其耳目聪明，手足便顺，五脏六腑和气流通。常获平安之庆，子孙贤顺。寸禄足以供甘旨也。

---

① 紫驼：指用驼峰做成的珍贵菜肴。
② 馈：通"馈"，进食于人。
③ 麻姑：神话中仙女名。传说东汉桓帝时曾应仙人王远（字方平）召，降于蔡经家，为一美丽女子，年可十八九岁，手纤长似鸟瓜。
④ 萱：古称母亲居室为"萱堂"，后因以"萱"为母亲或母亲居处的代称。

黄玉窗祖母张氏，寿八十有三。乃翁怡轩居士赋词有"八十加三迎九十，还似婴童"之句。其居与朴庵对门。朴庵闻之，喜曰：吾仁邻亦有寿母如此耶。怡轩庆母年开九秩①诗云："又见梅妆碧玉枝，弟兄相聚着莱衣。西方佛庆明朝诞，南极星腾寿日辉。百岁阿弥开九秩，两房孙子戏重闱。年年得侍高堂醉，坐对天花散漫飞"。

刘_{随如}镇寿赵路分八十岁，《感皇恩》②云：

八十最风流，那谁不喜。况是精神可人意。太公当日，未必荣华如此。儿孙列两行莱衣戏。好景良辰，满堂和气，唱个新词。管教美愿同彭祖③，尚有八百来岁。十分才一分，那里暨。_{此词亦用那里暨三字，盖本于康伯可之词。}

程沧洲④寿后溪刘侍郎云：

朱颜白发炯双瞳，一念平生造物通。内阁图书真学士，西园几杖老仙翁。木公金母⑤人间现，桂子桐孙⑥寿籍同。遥想彩衣围四世，后溪无日不春风。

姚状元⑦赋《吕氏宜老堂》云：此堂清不着珠玑⑧，只要双亲侑老宜。春酒尽堪眉寿⑨介，斑衣长似乳时嬉。妇垂鹤发陪姑帏，翁捻银

———

① 秩：10年为1秩。
② 《感皇恩》：宋人刘镇所作，收于《全宋词》中。
③ 彭祖：传说中的人物，因封于彭，故称。传说他善养生，有导引之术，活到八百高龄。
④ 程沧洲：即程公许，字季与，一字希颖，号沧州。嘉定进士。历官著作郎、起居郎，数论劾史嵩之。后迁中书舍人，进礼部侍郎，又论劾郑清之。屡遭排挤，官终权刑部尚书。有文才，今存《沧州尘缶编》。
⑤ 木公金母：即仙人东王和西王母。后用于祝寿，比喻庆寿之主人夫妇。
⑥ 桂子桐孙：桂子，桂花。桐孙，桐树新生的小枝。
⑦ 姚状元：即姚勉，乳名二郎，学名冲，因避讳改名勉，字述之、成一，号蕾卿、飞卿，古天德乡灵源村人，南宋诗人。淳祐十二年中举，宝祐元年进士及第，廷对第一，点为状元。有《雪坡文集》50卷传世。
⑧ 珠玑：珠宝，珠玉。
⑨ 眉寿：长寿。

髯课子诗。饱饮菊花潭上水，鸡窠犹自拜孙枝。二诗贵华富艳，人间至乐孰加焉。李守为承旨奉使，过海至琼道，逢一翁自称杨避举，年八十一。其叔父皆年一百二十余。又见其祖宋卿，年九十五。次见鸡窠中有小儿出头下视，宋卿曰：此九代祖也。不语不食，不知其几岁矣。

　　唐《九老图》白乐天诗序云：胡杲年八十九，吉旼年八十八，刘真年八十七，郑据年八十五，卢真年八十三，张浑年七十七，居易年七十七，于东都履道坊合尚齿之会，七老相顾，既醉且欢。静而思之，此会希有。因各赋七言韵诗一章以记之。乐天诗云：七人五百八十四，拖紫纡朱[①]垂白须。囊里无金莫嗟叹，樽中有酒且欢娱。吟成六韵神还旺，饮到三杯气尚粗。崀峨狂歌教婢拍，婆娑醉舞遣孙扶。天年高迈二疏传，人数多于四皓图。除却三山五天竺，人间此会且应无。

　　或传诸好事者，有二老年貌绝伦，同归故乡，亦来斯会。洛中遗老李元爽年一百三十六，禅僧如满归洛，年九十五，皆年之尤高者也。续命书姓名年齿，写其形貌附于图右。乐天赠之诗云：雪作须眉云作衣，辽东华表暮双归。当时一鹤尤希有，何况今逢两令威。

　　宋洛阳耆英会。文潞公[②]年七十七，留守西都。富韩公年七十九，致政在里第，二公弼亮[③]，三朝为国元老，与席司封汝言等，于韩公之第，买酒相乐。宾主十有二人，图于妙觉僧舍。司马温公，年未七十，亦与焉。潞公命温公序其事。诸公皆有诗。温公诗云：

　　洛下衣冠爱惜春，相从小饮任天真。随家所有自可乐，为具更微

---

　　① 拖紫纡朱：形容地位显贵。朱、紫指高官所佩印绶之颜色。
　　② 文潞公：文彦博，字宽夫，号伊叟，汾州介休人，北宋时期著名政治家、书法家。为相期间，为精兵简政，减轻人民负担，大胆提出裁军八万之主张，被世人称为贤相。有《文潞公集》40卷，《全宋词》录其词1首。
　　③ 弼亮：指相位。

谁笑贫。不待珍羞方下箸，只将佳景便娱宾。庾公此兴知非浅，藜藿①终难作主人。

潞公请老致仕后，再起平章军国重事，制书云："吕望惟贤，起佐文王之治；周公已老，留为孺子之师"。继而请老，复以太师致仕。年九十二，寿独高于诸公云。

【点评】该卷主要介绍儒家经典中记载的子孙孝敬长辈的事迹。

中华民族是很重视孝道的，认为百善孝为先，孝是一种优良品德。孔子在《学而》篇指出"孝悌而好犯上者，鲜矣"，认为孝是一切道德的基础。《诗经》中有"父兮生我，母兮鞠我，拊我蓄我，长我育我，顾我复我，出入腹我。欲报之德，昊天罔极"，赞誉父母的养育之恩，要求子女积极回报父母的恩情。

中国早已进入老龄化社会，老人的养老问题是家庭和社会面临的大问题。孔子认为孝敬父母要根据父母的需要来，在《为政》篇里根据不同人的情况给予不同的回答，告诉孟懿子要做到"生，事之以礼；死，丧之以礼，祭之以礼"，告诫孟武伯不要让父母"唯其疾之忧"等。

孔子在《礼运大同》篇里说："大道之行也，天下为公。选贤与能，讲信修睦。故人不独亲其亲，不独子其子。使老有所终，壮有所用，幼有所长。矜寡孤独废疾者，皆有所养……是谓大同"。认为社会上尊老爱幼，每个年龄段的人都能做他们该做的事，孤寡老人都能被赡养，是解决养老问题、构建和谐社会的方法。

---

① 藜藿：藜和藿，泛指粗劣的饭菜，此处用指贫贱的人。

慈觉顾老奉亲①

夫孝子之事亲也，日以鸡鸣盥漱毕，敬念精诚，立于寝门之外，微声謦欬，安详而入，温恭省问安否如何。起则奉其衣服，沃盥奉其盘水②。所服汤药审而后进，徐禀晨馐喜馔何物，更益珍甘，尽其精制。视其寒温，尝其旨否。父母嗜之，则喜色见于面目，喜气达于声音。意所不欲，则敬请易馔。固无它命，则下色怡声勉以强食。问其所以，微或不康，则具汤药而进之。事竟而食，则视于父母而为之多少。食已，进见问其起居，言必雍容尽于爱敬，先意承志务达其心。疾痛苛痒，则抑搔之。出入卧起，敬扶持之。果实汤茗，随意而具。沐浴洗醴③，燖汤④而请。复问晡时欲何饮食，侍奉之仪，皆仿前式。

父母所处，冬则燠密，夏则清凉。父母于寐，则相其裀席⑤厚薄，必使安体。衾褥单复，务于适宜，寒则温衾，热则扇枕。俟其安寝，然后退宿，复思明日之事焉，此犹世间之孝也。当念三途长夜⑥，恶趣轮回⑦，虽欲报恩，如何息苦。应欲朝夕劝进父母，归依

---

① 慈觉顾老奉亲：此篇底本脱，据萧源等辑《永乐大典》卷之一万一千六百二十《寿亲养老书·四》补。

② 沃盥（guàn 冠）奉其盘水：沃盥，浇水洗手。盘，古时用来盛水的木制托盘。《礼记·内则》曰："少者奉盘，长者奉水，请沃盥。"

③ 洗醴（huì 会）：洗脸。

④ 燖（xún 寻）汤：把水烧热。

⑤ 裀（yīn 因）席：席褥、床垫。

⑥ 三途长夜：佛教观点。三途，即火途（地狱道）、血途（畜生道）、刀途（饿鬼道）。长夜，即凡夫流转生死不已，直至由无明之睡眠中觉醒之漫长时间，比喻生死之迷。《唯识论》曰："未得真觉，恒处梦中，故佛说为生死长夜。"

⑦ 恶趣轮回：佛教观点。恶趣，即五恶趣，指地狱、饿鬼、畜生、人、天 5 种轮回处所。相对于西方极乐世界而言，均为不良之趋所。轮回，佛教认为众生各依善恶业因，在天道、人道、阿修罗道、地狱道、饿鬼道、畜生道中生死交替，如车轮般旋转不停，故称。

三宝①，发菩提心②，调伏贪嗔，不昧因果。搜寻古教，瞻礼圣容，于佛业戒③，随力奉持。发明大事因缘④，修习念佛三昧⑤。或行礼以助道，或宴坐以澄神，皆未来成佛之因，历劫无穷之孝，事亲至此，不可以有加矣。

郭琼，台州黄岩县⑥仁风里人。至性孝悌，浮沈民伍⑦，少丧父，常有罔极⑧之叹。事母张氏，颇极恭顺。娶妻有子，而移居母室。供给衣食，必萃珍异。凡父母之所欲，必亲以奉之。或经家人之手，则忧形于色，虑失母之意。居常不过中食⑨，绝饮酒茹荤者三十年，祈母之寿也。母年一百四岁，耳目不衰，饮食不减，乡党异之。至道三年⑩，耆老⑪陈赞，睹诏书存恤孝悌，因率同里四十人，具状郭琼行孝事诸漕运使，乞闻朝廷。漕使驰诣其家，以根其事实。因召母出与之坐，饮以醇酎⑫，嗟叹良久。遂具表以闻，太宗⑬览而嘉之，降诏书旌表门闾，除其徭役。观者荣之，母次年无疾而终，香气盈室。琼

---

① 三宝：佛教观点，指佛、法、僧。佛指大知大觉的人，法指佛所说的教义，僧指继承或宣扬教义的人。后以"三宝"代指佛教。

② 菩提心：全称"阿耨多罗三藐三菩提心"，又作"无上正真道意"，指勤行精进求真道之心，是佛教修行之始，被誉为一切正愿之始，诸佛之种子。

③ 业戒：持守佛教戒律。

④ 大事因缘：又称"一大事因缘"，谓佛陀出现于世间之唯一大目的，是为向众生开显人生之真实相。

⑤ 念佛三昧：佛教的修行方式，指以观念佛德或称念佛名为观想内容的禅定方法。

⑥ 台州黄岩县：今浙江省台州市黄岩区。

⑦ 民伍：与民为伍，即一般百姓。

⑧ 罔极：典出《诗·小雅·蓼莪》："父兮生我，母兮鞠我……欲报之德，昊天罔极。"意为感谢父母生养恩德，感觉无以报答。

⑨ 不过中食：指佛教信徒只于中午进斋食，过午不食。

⑩ 至道三年：即997年，至道是宋太宗的最后一个年号。

⑪ 耆老：指年老而有地位的士绅。

⑫ 醇酎(zhòu 宙)：一种上等酒名。

⑬ 太宗：指宋太宗赵炅，北宋第二任皇帝，宋太祖之弟。原名匡义，后改光义，即位后改炅。

哀号逾礼，几乎灭性，乡间率金帛以助葬。至今黄岩感琼之行，善以事父母者，十其二三矣。

顾忻，泰州泰兴县①永丰里人。十岁丧父，以母多病，荤辛不入口者十载。鸡初鸣具冠带，率妻子诣母之室，问其所欲，如此五十年，未尝一日改志。所居远郡城几乎百里，每遇二税②入输，语其昆季曰：家之极难者愿付我，必克荷之。不愿输税，虑离母之左上，以失其欲也。以是昆仲常多之③。母老目忽不能睹物，忻日夜号泣，祈祷天地，刺血写佛书数十卷，母目忽明，以至烛下亦能缝纫，精神轻健，虽少妇之不若。晚年忽语其子曰：吾仿汝不食荤食矣。遂不过中食。颜色如童稚，年九十无疾而终。

---

① 泰州泰兴县：今江苏省泰州市下辖市。
② 二税：夏秋两季完纳的赋税。征二税始于唐，后世因之。
③ 多之：看重他，称赞他。多，重视，引申为称赞、赞美。

212

方名索引